# Forschung und Debatten zu Safeguarding



**Reihe herausgegeben von**

Joerg M. Fegert, Universitätsklinikum Ulm, Ulm, Deutschland

In den vergangenen Jahren haben sich zahlreiche Institutionen und Organisationen auf den Weg gemacht, Strukturen und Maßnahmen zur Prävention von sowie Intervention und Aufarbeitung bei (sexualisierter) Gewalt zu entwickeln. Safeguarding geht jedoch über die Umsetzung von Regelwerken und Maßnahmen hinaus und beschreibt einen umfassenderen Ansatz, der den Schutz und die Würde von Menschen als verbindliche Verantwortung versteht und sich in Haltungen, Machtverhältnissen, Beziehungen, organisationalen Strukturen und Entscheidungsprozessen ausdrückt.

Die bisherige Fachliteratur zu Safeguarding ist häufig entweder stark wissenschaftlich ausgerichtet oder primär aus der Praxis für die unmittelbare Anwendung verfasst. Der systematische Austausch zwischen fundierter Forschung und den Erfahrungen, Herausforderungen und Dilemmata der praktischen Arbeit bleibt dadurch oft begrenzt.

Die Buchreihe „Forschung und Debatten zu Safeguarding" setzt an dieser Leerstelle an. Sie verbindet quantitativ und qualitativ evidenzbasierte Forschung mit reflektierter Praxis und macht die Komplexität, Kontextabhängigkeit und Ambivalenz von Safeguarding sichtbar. Safeguarding wird dabei als fachlich begründeter und normativ verpflichtender Prozess verstanden.

Die Reihe richtet sich an Forschende, Praktizierende, Lehrpersonen sowie Entscheidungsträgerinnen und Entscheidungsträger in allen Arbeitsfeldern, in denen Verantwortung für schutzbefohlene Menschen übernommen wird, und lädt zu einer vertieften fachlichen Debatte jenseits vereinfachender Lösungen ein.

Jörg M. Fegert · Hans Zollner · Peter Beer ·
Ulrike Hoffmann
(Hrsg.)

# Safeguarding – Grundlagen in Forschung und Praxis

Springer

*Hrsg.*
Jörg M. Fegert
Universitätsklinikum Ulm
Klinik für Kinder- und Jugendpsychiatrie
Ulm, Baden-Württemberg, Deutschland

Peter Beer
IADC – Institute of Anthropology. Interdisciplinary Studies on Human Dignity and Care, Pontifical Gregorian University
Roma, Italy

Hans Zollner
IADC – Institute of Anthropology. Interdisciplinary Studies on Human Dignity and Care, Pontifical Gregorian University
Roma, Italy

Ulrike Hoffmann
Klinik für Kinder- und Jugendpsychiatrie
Universitätsklinikum Ulm
Ulm, Baden-Württemberg, Deutschland

ISSN 3120-547X ISSN 3120-5488 (electronic)
Forschung und Debatten zu Safeguarding
ISBN 978-3-662-73155-0 ISBN 978-3-662-73156-7 (eBook)
https://doi.org/10.1007/978-3-662-73156-7

Die Deutsche Nationalbibliothek verzeichnet diese Publikation in der Deutschen Nationalbibliografie; detaillierte bibliografische Daten sind im Internet über https://portal.dnb.de abrufbar.



Planung/Lektorat: Katrin Lenhart
Springer ist ein Imprint der eingetragenen Gesellschaft Springer-Verlag GmbH, DE und ist ein Teil von Springer Nature.
Die Anschrift der Gesellschaft ist: Heidelberger Platz 3, 14197 Berlin, Germany

# Inhaltsverzeichnis

# Autorenverzeichnis


**Prof. Dr. Dr. Peter Beer** Rom, Italien

**Kerstin Claus** Berlin, Deutschland

**Prof. Dr. Jörg Michael Fegert** Ulm, Deutschland

**Dr. Ulrike Hoffmann** Ulm, Deutschland

**Prof. Dr. med. Michael Kölch** Rostock, Deutschland

**Douglas Russell** Victoria, Australia

**Wolfgang Stein** Magdeburg, Deutschland

**Prof. Dr. Hans Zollner** Rom, Italien

# Einleitung zur Reihe

# 1

Jörg Michael Fegert, Hans Zollner, Peter Beer
und Ulrike Hoffmann

## Inhaltsverzeichnis



Warum diese neue Reihe? Wir wollen damit eine Lücke schließen, die sich oftmals auftut. Diese Lücke besteht in dem nicht zu übersehenden Graben zwischen Theorie und Praxis. Die meisten Veröffentlichungen zu Schutzkonzepten und Schutzprozessen bewegen sich im Blick auf Argumentationsweise und Erkenntnisinteresse häufig entweder hauptsächlich in der akademischen Wissenschaftswelt oder werden rein von Praktikerinnen/Praktikern für Praktikerinnen/Praktiker verfasst.

Das Ziel dieser Reihe besteht darin, den fachlichen Austausch zwischen den Forschenden im Bereich Safeguarding mit den Erfahrungen und Erkenntnissen derjenigen in Verbindung zu bringen, die in den unterschiedlichen Feldern praktischer

J. M. Fegert (✉) · U. Hoffmann
Klinik für Kinder- und Jugendpsychiatrie, Universitätsklinikum Ulm, Ulm, Deutschland
E-Mail: Joerg.fegert@uniklinik-ulm.de

U. Hoffmann
E-Mail: ulrike.hoffmann@uniklinik-ulm.de

H. Zollner · P. Beer
IADC – Institute of Anthropology. Interdisciplinary Studies on Human Dignity and Care, Pontifical Gregorian University, Rom, Italien
E-Mail: iadc-dir@unigre.it

P. Beer
E-Mail: p.beer@unigre.it



J. M. Fegert et al. (Hrsg.), *Safeguarding – Grundlagen in Forschung und Praxis*, Forschung und Debatten zu Safeguarding,
https://doi.org/10.1007/978-3-662-73156-7_1

Arbeit sichere Räume, sichere Beziehungen und sichere Prozesse für schutzbefohlene Menschen schaffen und gewährleisten wollen. Gemäß der Maxime „There is nothing as practical as a good theory“ (die oft Kurt Lewin zugeschrieben wird) wird auf der einen Seite eine solide (quantitativ und qualitativ) evidenzbasierte theoretische Grundlage angestrebt. Auf der anderen Seite soll mit der praktischen Anwendung auf Nuancen und Komplexitäten aufmerksam gemacht werden, die im akademischen Rahmen nicht immer erfasst werden.

Insbesondere mit Blick auf die psychologische, institutionelle, finanzielle und gesamtgesellschaftliche Dimension von sexueller, emotionaler oder physischer Gewalt wollen die Herausgeber dazu beitragen, dass Theorie und Praxis gezielter und effektiver miteinander verzahnt werden. Wir können dabei auf eine langjährige Expertise aufbauen. Seit bald 15 Jahren arbeiten die Klinik für Kinder- und Jugendpsychiatrie, Psychosomatik und Psychotherapie des Uniklinikums Ulm (https://www.uniklinik-ulm.de/kinder-und-jugendpsychiatrie-psychosomatik-und-psychotherapie.html) und das Institut für Anthropologie: Interdisziplinäre Studien zur Menschenwürde und zur Sorge für Schutzbefohlene (bis 2021: Centre for Child Protection) (https://iadc.unigre.it) der Päpstlichen Universität Gregoriana in Rom zusammen, um Schulung und Bildung für Missbrauchsprävention wissenschaftlich fundiert und in der Praxis anwendbar zu entwickeln und anzubieten.

Jüngst (2023) wurde die jährlich in Rom stattfindende International Safeguarding Conference (https://internationalsafeguardingconference.org), die vorwiegend Safeguarding-Praktikerinnen und -Praktiker aus dem katholischen Bereich weltweit versammelt, durch einen Academic Day ergänzt. Dies sollte Wissenschaftlerinnen und Wissenschaftlern die Möglichkeit geben, die Ergebnisse ihrer Forschung vorzustellen und diese im Kontext des Erfahrungshintergrunds mit Praktikerinnen/Praktikern zu diskutieren. Damit soll der Blick für die Fragen und Perspektiven der jeweils anderen Seite vertieft und hilfreiche Konsequenzen für das je eigene Feld generiert werden.

In dieser Reihe werden in Sammelbänden und in Monographien Konferenzbeiträge, Artikel und Abhandlungen publiziert werden, die die verschiedenen Aspekte und Perspektiven von Safeguarding erörtern. Wir haben sich für eine Reihe in Buchform entschieden, um sowohl Beiträge thematisch bündeln zu können (etwa als Tagungsdokumentation), als auch andere Formate (etwa Dissertationen) aufnehmen zu können.

Worauf legen wir bei den Inhalten dieser Reihe besonderen Wert? Seit etwa 2017 hat es in der öffentlichen Wahrnehmung von Missbrauch – speziell sexueller Gewalt an Kindern, Jugendlichen und anderen Schutzbefohlenen – einige wichtige Entwicklungen gegeben.

- Altersdiversität: Mit der MeToo-Bewegung wurde allgemein sichtbar, dass nicht nur Minderjährige sexueller Gewalt ausgesetzt sind (Kantor und Twohey 2020; https://metoomvmt.org).

  In diesem Kontext gilt es auch den Begriff der Vulnerabilität genauer zu bedenken. Vulnerabilität ist zunächst ein anthropologisches Grunddatum untrennbar verbunden mit der jedem Menschen eigenen Begrenztheit von Körper und Geist (Zur jüngsten Diskussion über die Problematik des Begriffs Vulnerabilität vgl. Rostalski 2025). Gleichwohl aktualisiert sich die damit gegebene Vulnerabilität als ein mit der Begrenztheit des Individuums gegebenes Ausgeliefertsein an nichtbeherrschbare Umweltfaktoren unter unterschiedlichen Kontextbedingungen in unterschiedlicher Weise. Ein einfaches Beispiel: körperliche Stärke schützt nicht vor Vulnerabilität in psychischer Hinsicht. Vor diesem Hintergrund gilt es eine gewisse Zurückhaltung gegenüber einer pauschalisierenden Identifikation von vulnerablen Personengruppen sowie der undifferenzierten Zuordnung von Menschen zu diesen Gruppen zu wahren. Es gibt eben nicht "die" eine Vulnerabilität, sondern immer nur ein Gefüge unterschiedlicher Vulnerabilitäten, das es entsprechend beim Safeguarding zu berücksichtigen gilt. Dieses Safeguarding wiederum muss dann in Parallelität dazu selbst vielfältig sein.

- Systemisches Verstehen: Verschiedene staatlich und kirchlich in Auftrag gegebene Gutachten zu Missbrauchsgeschehen (z. B. Pennsylvania Grand Jury 2018; Royal Commission in Australien (https://www.royalcommission.gov.au/child-abuse; https://www.childabuseroyalcommission.gov.au/); Independent Inquiry into Child Sexual Abuse (IICSA) in Großbritannien (https://www.iicsa.org.uk/); MHG-Studie (Dreßing et al. 2018); ForuM-Studie (Forschungsverbund ForuM 2024) zu den beiden großen Kirchen in Deutschland) zeigten unmissverständlich, dass sexuelle und andere Gewalt in vielen Institutionen eine systemische Dimension hat, zu der die Verleugnung des Leids der Betroffenen, der Schutz der Täter und Täterinnen und die persönliche und institutionelle Vertuschung von Verbrechen gehören (vgl. hierzu z. B. Großbölting 2022). Die Vorstellung, dass es sich um Einzeltaten handelt, wurde damit offensichtlich widerlegt. Das hat dazu geführt, dass neben individuellen und persönlichen Faktoren auch die relationalen, sozialen, administrativen, sozioökonomischen und organisatorischen Bedingungen von Missbrauch und seiner Vertuschung in den Blick kamen (vgl. hierzu Bücken et al. 2024).

Es ist bedauerlich, wenn die Begriffe „systemisch" und „systematisch" oftmals nahezu gleichbedeutend nebeneinander verwandt werden und die damit zusammenhängenden Bedeutungsunterschiede eingeebnet werden. Systemisch zielt eigentlich auf das mehr oder weniger intentional ausgerichtete und sich an einer gemeinsamen, von anderen abgrenzenden Identitäten orientierende Zusammenspiel von unterschiedlichen Strukturen, Prozesse und gegebenenfalls Personen, die so eine Einheit, ein System bilden. Systematisch meint die konsequente, lückenlose auf Sachlogiken aufbauende, schrittweise Art und Weise der Beschäftigung mit Sachverhalten, Aufgaben und Problemstellungen. Dieser Unterschied zwischen „systemisch" und „systematisch" hat für das Selbstverständnis des Safeguarding eine nicht unerhebliche Auswirkung. Ein systematisches Safeguarding ist nicht das gleiche wie ein systemisches Safeguarding. Ein systematisches Safeguarding, das planvoll und koordiniert vorgeht, ist sicherlich besser als dasjenige, das willkürlich und sprunghaft agiert. Ihm fehlt aber das, was ein systemisch angelegtes Safeguarding zu leisten in der Lage ist, nämlich einen umfassenden Blick auf Risiken, Vulnerabilitäten etc. einzubringen, die vom Zusammenspiel unterschiedlicher Faktoren abhängen. Diese wenigen Andeutungen mögen an dieser Stelle schon genügen, um eines zu verdeutlichen. Safeguarding sollte von der Anlage her beides sein: systemisch und systematisch.

- Proaktives Handeln: Es hat sich gezeigt, dass vorwiegend defensiv verstandene Schutzkonzepte und Schutzprozesse – im Sinn der Verhinderung von Missbrauch – zu kurz greifen, wenn pro-aktiv eine sichere (analoge und virtuelle) Lebens- und Arbeitswelt geschaffen werden soll. Mit dem Begriff Safeguarding soll dieses umfassendere Verständnis von Schutzprozessen befördert und stärker betont werden, was eine Institution bei der Auseinandersetzung über Schutzprozesse und Safeguarding insgesamt gewinnen kann.

Mit dem Begriff Safeguarding kommen zwei Aspekte zum Tragen. Der eine Aspekt beschreibt mit dem Wortteil „safe“ einen positiven Zielhorizont und damit das entscheidende Motiv für jegliches Engagement im Bereich Safeguarding. Es geht darum, Menschen zu ermöglichen, sich angstfrei (weiter) zu entwickeln, einen positiven Weltbezug sowie Vertrauen in die eigenen Möglichkeiten der Selbstbestimmung bzw. Selbstwirksamkeit (wieder) aufbauen zu können.

Der andere Aspekt hebt mit dem Wortteil „guarding“ auf eine grundsätzliche Haltung in der Begegnung mit den Mitmenschen ab, die von Aufmerksamkeit und Sensibilität für deren Bedarfe und Bedürfnisse geprägt ist und damit direkt oder indirekt deren Persönlichkeitsrechte zum Ausdruck bringt. Diese Haltung zieht sich als entscheidendes Grundmotiv durch alle Interaktionen hindurch. Sie kann eingeübt und über die Zeit weiter ausdifferenziert werden (Zum Begriff “Haltung” allgemein und aus pädagogischer Rücksicht, die im Blick auf Schulungsmaßnahmen des Safeguarding bedeutsam ist vgl. Lerch et al. 2018; hinsichtlich der Problematik des Haltungsbegriffs im Kontext Wissenschaft vgl. beispielhaft Heimerdinger und Näser-Lather 2024). Als Grundmotiv ist diese Haltung des „guarding“, des Aufmerksam- bzw. Wachsam-Seins in allen Phasen des Safeguarding präsent. Konkret heißt das, dass sie nicht nur für die Prävention von Missbrauch relevant ist, sondern ebenso für dessen Aufklärung und Aufarbeitung. Haltung bedeutet insofern auch einen dauerhaften mentalen Zustand, der im Kontext Safeguarding zu. Handeln im Sinne des „safe“ für die Mitmenschen herausfordert und nach einer entsprechenden bewussten ethischen Option verlangt. Diese erschöpft sich weder in der Einhaltung formalisierter Präventionsrichtlinien noch in den rechtlich zwingend vorgegebenen Aufarbeitungsschritten geschehenen Missbrauchs. Vor diesem Hintergrund stellt der Begriff Safeguarding im Vergleich zu anderen Begriffen im Umgang mit der Missbrauchsthematik ein Plus dar, auf das es als Qualitätskriterium immer wieder abzuheben gilt. Dabei sollte nicht vergessen werden, dass „Haltung“ einen dynamisierenden Faktor darstellt, aufgrund dessen Prozessen in der Auseinandersetzung mit der Vielfalt menschlicher Lebenssituationen im Kontext von Safeguarding eine größere Bedeutung zukommt als statischen Konzepten, die dieser Vielfalt nicht gerecht werden können und damit der beim

Safeguarding mitzudenkenden Sensibilität, Aufmerksamkeit und Wachsamkeit widersprechen.

- Beteiligung: Die Wirklichkeit ist vielfältig. Es braucht den Dialog zwischen jenen, die in diversen Wirklichkeiten leben, und jenen, die darauf reflektieren. Betroffene und Sekundär-Betroffene sollten daher an Forschungsvorhaben und bei der Anwendung der Ergebnisse miteinbezogen werden. Dies ist ein schon lange geäußertes Desiderat (vgl. hierzu Unabhängige Kommission des Bundes zur Aufarbeitung sexuellen Kindesmissbrauchs 2024).

  Dieses Desiderat ist nicht nur wissenschaftstheoretischer Argumentation geschuldet, sondern hat auch wissenschaftspolitische Bezüge. Dies zu übersehen, würde gerade im Kontext Safeguarding einer nicht rechtzufertigenden Naivität gleichkommen. Beteiligung ist immer auch eine Frage von geteilter Macht. Im Bereich von Wissenschaft definiert sich Macht unter anderem über Definitionshoheiten, Sprachcodes, Informationszugänge, und offene Ressourcenquellen. Diese und weitere Elemente sind die Bedingungen der Möglichkeit, um überhaupt an einem wissenschaftlich motivierten Dialog teilhaben zu können. Betroffenen von Missbrauch stehen diese Möglichkeiten nicht einfach zur Verfügung. Vor diesem Hintergrund kann das Angebot von Beteiligung schnell als Hohn erscheinen und die Betroffenen nur als Alibi für eine letztendlich nur simulierte Form von Beteiligung. Soll dem nicht so sein, muss nachhaltig und nachdrücklich geklärt werden, welche wissenschaftsadäquaten Schritte im Vorfeld getan werden müssen, um echte Beteiligung zu ermöglichen. Dabei gilt es dann auch die unterschiedlichen Ausgangsbedingungen von Missbrauchsbetroffenen und deren Angehörigen zu berücksichtigen.
- Bildung: Den Aufbau von Kompetenzen und die Ermutigung, lernende Gemeinschaften – etwa als Kooperationsplattformen für Forscherinnen und Forscher sowie Praktikerinnen und Praktiker – zu etablieren, sehen wir als zentrales Anliegen, damit Safeguarding als gesamtgesellschaftliche Aufgabe begriffen werden kann, der auch die notwendigen Ressourcen zugesprochen werden.

  Bildung sollte dabei mehr als nur Wissens- und Kompetenzerwerb sein. Bildung bedeutet immer auch ein Stück weit Persönlichkeitsentwicklung. Warum? Bei der Beschäftigung mit Themen und Fragestellungen bleibt die eigene Persönlichkeit nicht außen vor. Früher oder später stellt sich die Frage nach der Bedeutung oder anders gesagt nach den Auswirkungen, Konsequenzen und Folgerungen dessen, mit dem man sich beschäftigt und auseinandergesetzt hat, für sich selbst. Letztendlich erklärt sich daraus auch erst das Interesse an bestimmten Wissensbeständen. Wenn diese einen persönlich angehen, indem sie als bedeutungsvoll identifiziert werden, entfalten sie nachhaltig Wirkung. Übertragen auf das Safeguarding heißt das: Bildungsprozesse lassen das Engagement im Safeguarding zur persönlichen Angelegenheit, zum persönlichen Anliegen werden. Es ist nicht “bloß” eine von äußeren Notwendigkeiten vorgegebene Sache.
- Interdisziplinarität: Zu einem umfassenderen Verständnis, das der Komplexität eines so weit verbreiteten und gleichzeitig verdeckten Phänomens wie Missbrauch gerechter wird, müssen akademische Disziplinen aller Art in ihrer

Methodenvielfalt das ihre beitragen: Humanwissenschaften, Naturwissenschaften, Rechtswissenschaften und Religionswissenschaften (zur Notwendigkeit interdisziplinären Arbeitens vgl. PsG.nrw 2025; Bayrisches Staatsministerium für Familie, Arbeit und Soziales (2025).

Interdisziplinarität bedeutet immer die Herausforderung, sich aus der Komfortzone eigener eingewohnter und eingeübter Perspektiven, Methoden, Fragestellungen und Wissensbeständen zu bewegen (zur Interdisziplinarität vgl. Jungert et al., 2013; Lerch 2017). Die zu überwindenden Trennlinien sind mannigfach; wie zum Beispiel die zwischen Geistes- und Naturwissenschaften, universitären Wissenschaften und solchen, die sich als angewandte Wissenschaften verstehen, aber auch zwischen akademischer Theoriebildung und berufspraktischem Alltag mit seinen eigenen Regeln, Vorgaben und Kompetenzen. Der Wille, sich vom jeweils anderen bereichern zu lassen und verstehen zu wollen, wie die Einsichten und Erkenntnisse anderer Fachdisziplinen in das eigene Denksystem integriert werden können, ist fundamental. Konkurrenzdenken, Exklusivitätsansprüche sowie Ängste vor Bedeutungsverlust (bei Akzeptanz anderer Herangehensweisen, Wirklichkeit zu erklären und zu bewältigen) wirken destruktiv. Im Bewusstsein dessen gilt es, sich im Safeguarding immer wieder Folgendes zu vergegenwärtigen: Safeguarding hat wesentlich mit Wachsamkeit und Aufmerksamkeit zu tun. Die Ablehnung von Interdisziplinarität bedeutet letztendlich eine Beschränkung dieser Wachsamkeit und Aufmerksamkeit. Ohne die Zusammenführung von unterschiedlichen Perspektiven, Methoden und Wissensbeständen entstehen schnell blinde Flecken in der eigenen Wahrnehmung und Unaufmerksamkeiten in der eigenen Sensibilität.

- Interkulturalität: Interkulturelle Unterschiede prägen das alltägliche Leben. Ein eindrückliches Beispiel ist in diesem Zusammenhang wie in bestimmten Kontexten körperliche Berührung gelebt und erlebt wird. Dabei ist in Rechnung zu stellen, dass selbst in einem bestimmten Land gleichzeitig ganz unterschiedliche Auffassungen und Verhaltensweisen nebeneinander existieren können (Reinke 2002; Strohhalm e. V. 2007; Diafarzadeh und Bertschi 2002).

Soll die Begegnung unterschiedlicher Kulturen, oder besser gesagt, deren Vertreterinnen und Vertretern gelingen, bedarf es komplexer Verständigungsprozesse hermeneutischer, heuristischer und epistemologischer Art. Dies verlangt von allen Beteiligten die Bereitschaft, aktiv zuzuhören, nachzufragen, verstehen zu wollen, eigene kulturelle Begrenzungen anzuerkennen, flexibel in Ausdrucksformen zu sein und vieles andere mehr (Zur interkulturellen Kommunikation vgl. Heringer 2017; Marx 2015; Kumbier und Schulz von Thun 2006). Dass es sich hier nicht um kurzfristige Prozesse handelt, sondern eher um ein zeitintensives Vorhaben, dürfte sich fast von selbst verstehen. Interkulturelle Kommunikation im Bereich Safeguarding stellt diesbezüglich keine Ausnahme dar, auch wenn man sich mit Rücksicht auf die dabei zur Debatte stehende Thematik – die akute Gefährdung von Menschen sowie die Notwendigkeit, möglichst rasch auf bestehende Nöte einzugehen – etwas anderen wünschen würde. Andererseits sollte man sich immer bewusst sein, interkulturelle Verständigung an sich ist schon ein stückweit Safeguarding: mit ihr wird

Gemeinschaft gestiftet; können Probleme, Gefahren als auch Risiken ausgedrückt sowie verstanden und damit transparent gemacht werden. Auf dieser Basis sind dann Maßnahmen des Safeguarding zu entwickeln, die passgenau und im wahrsten Sinne des Wortes realistisch sind.

An wen wendet sich die neue Reihe? Diese Reihe wendet sich an:

- Forscherinnen und Forscher – die ihre Forschungsprojekte so aufsetzen, dass sie von den realen Problemen ausgehen und für die konkrete Arbeit relevant werden können;
- Praktikerinnen und Praktiker – die sich mit theoretischen Erkenntnissen auseinandersetzen, diese auf ihre Aufgaben anwenden und sie in geeigneten Formaten an andere (Kolleginnen/Kollegen etc.) weiterzugeben möchten;
- Lehrende – die Lehrpläne für Safeguarding so gestalten, dass der Kreislauf zwischen theoretischer Erkenntnis und praktischem Verhalten in realen Situationen und die Co-Konstruktion von erfahrungsgesättigtem Wissen eingeübt und reflektiert werden;
- Entscheidungsträgerinnen und-träger– die ihre Maßnahmen und Normen auf gesicherter Evidenz begründen wollen und in der Lage sind, bestimmt und flexibel zugleich verschiedene Umstände in Rechnung zu stellen.

Was ist uns als Personen, die diese Buchreihe herausgeben, das Wichtigste? Die Reihe soll letztlich einen Beitrag dazu leistet, dass Menschen in Würde leben können. Die Beschäftigung mit dem Thema Safeguarding ist kein Selbstzweck und hat mehr als einen Servicecharakter. Sie versteht sich als Verpflichtung den Menschen und der Gesellschaft gegenüber.

## Literatur


Bayrisches Staatsministerium für Familie, Arbeit und Soziales (2025) Interdisziplinäre Kinderschutzarbeit. https://www.stmas.bayern.de/kinderschutz/arbeit/index.php

Bücken M, Gollers S, Grafe B, Meysen T, Schrapper C (2024) Kann Prävention wirken? Forschung zur systematischen Prävention sexualisierter Gewalt an Kindern, Jugendlichen sowie schutz- oder hilfebedürftigen Erwachsenen in der katholischen Kirche in Nordrhein-Westfalen (PräNRW). https://isa-muenster.de/fileadmin/images/ISA_Muenster/Downloads/Abschlussbericht_PraeNRW.pdf

Diafarzadeh P, Bertschi S (2002) Interkulturelle Prävention von sexuellem Missbrauch. Eine horizonterweiternde Herausforderung: Information für Fachleute, die mit Mädchen und Jungen arbeiten. Amyna, München

Dreßing H, Salize HJ, Dölling D, Hermann D, Kruse A, Schmitt E, Bannenberg B (2018) Forschungsprojekt „Sexueller Missbrauch an Minderjährigen durch katholische Priester, Diakone und männliche Ordensangehörige im Bereich der Deutschen Bischofskonferenz (MHG Studie). https://www.dbk.de/fileadmin/redaktion/diverse_downloads/Dossiers_alt/dossiers_2018/MHG-Studie-gesamt.pdf

Forschungsverbund ForuM (2024) Forschung zur Aufarbeitung von sexualisierter Gewalt und anderen Missbrauchsformen in der Evangelischen Kirche und Diakonie in Deutschland. https://www.forum-studie.de/wp-content/uploads/2024/02/Abschlussbericht_ForuM_21-02-2024.pdf

Großbölting T (2022) Die schuldigen Hirten: Geschichte des sexuellen Missbrauchs in der katholischen Kirche. Herder, Freiburg i. Breisgau

Heimerdinger T, Näser-Lather M (Hrsg) (2024) Position beziehen, Haltung zeigen!? Bedingung und Problem kulturwissenschaftlicher Forschung (= Freiburger Studien zur Kulturanalyse 7). Waxmann, Münster

Heringer HJ (2017) Interkulturelle Kommunikation. A. Francke, Tübingen

Jungert M, Romfeld E, Sukopp T, Voigt U (Hrsg) (2013) Interdisziplinarität: Theorie, Praxis, Probleme. wbg Academic in Herder, Freiburg i. Br

Kantor J, Twohey M (2020) #Me Too. Von der ersten Enthüllung zur globalen Bewegung. Tropen, Berlin

Kumbier D, Schulz von Thun F (2006) Interkulturelle Kommunikation: Methoden, Modelle, Beispiele. Rowohlt, Hamburg

Lerch S (2017) Interdisziplinäre Kompetenzen. Eine Einführung. Waxmann, Münster

Lerch S, Getto M, Schaub J (2018) Haltung. Begriff, Bedeutung und (erwachsenen-) pädagogische Implikationen, in: Pädagogische Rundschau, 72. Jahrgang, 599–608

Marx N (2015) Interkulturelle Soziale Arbeit: Interkulturelle Kompetenz als Schlüsselqualifikation für die Soziale Arbeit. Diplomica, Hamburg

Pennsylvania Grand Jury (2018) 40th Statewide Investigating Grand Jury REPORT 1 Redacted. https://www.attorneygeneral.gov/report/

PsG.nrw (2025) Interdisziplinärer Kinderschutz am konkreten Fallbeispiel. https://psg.nrw/interdisziplinaerer-kinderschutz-am-konkreten-fallbeispiel/

Reinke M (2002) Das Recht jedes Kindes auf Schutz vor sexuellem Missbrauch. Präventionsarbeit im interkulturellen Kontext. Tectum, Baden-Baden

Rostalski F (2025) Die vulnerable Gesellschaft. Die neue Verletzlichkeit als Herausforderung der Freiheit. Beck, München

Strohhalm e. V. (Hrsg) (2007) „Jedes Kind auf dieser Erde ist ein Wunder.“ Interkulturelle Präventionsarbeit: Schutz vor sexueller Gewalt. mebes & noack, Köln

Unabhängige Kommission des Bundes zur Aufarbeitung sexuellen Kindesmissbrauchs (2024). Betroffenenbeteiligung. https://www.aufarbeitungskommission.de/kommission/ueber-uns/betroffenenbeteiligung/

# 2 Schutzkonzepte und Schutzprozesse: Prävention als persönliche Haltung und als integraler Bestandteil institutioneller Strukturen – Mit Beispielen aus der institutionellen Praxis in Deutschland

Jörg Michael Fegert und Ulrike Hoffmann

## Inhaltsverzeichnis



Dieser Beitrag beschäftigt sich mit dem Thema der Prävention von (sexualisierter) Gewalt, insbesondere in institutionellen Kontexten. Präventionsansätze sind Teile von Schutzkonzepten. Eine Haltung des Safeguardings in Institutionen, die den Personen, die in eine Institution anvertraut wurden und den Personen, die in Institutionen arbeiten, Schutz und Sicherheit gewähren sollen, braucht auch eine wissenschaftlich begründete Präventionstheorie auf die Bezug genommen wird. Hier wird deshalb zunächst der Präventionsbegriff eingeführt, nachfolgend werden verschiedene Klassifikationen und Ansätze zu Prävention vorgestellt und in einen Bezug zur Entwicklung von Schutzkonzepten gegen (sexualisierte) Gewalt


J. M. Fegert (✉) · U. Hoffmann
Klinik für Kinder- und Jugendpsychiatrie, Universitätsklinikum Ulm, Ulm, Deutschland
E-Mail: Joerg.fegert@uniklinik-ulm.de

U. Hoffmann
E-Mail: ulrike.hoffmann@uniklinik-ulm.de





J. M. Fegert et al. (Hrsg.), *Safeguarding – Grundlagen in Forschung und Praxis*, Forschung und Debatten zu Safeguarding,
https://doi.org/10.1007/978-3-662-73156-7_2

gebracht. Zentral dabei ist es, dass es keine „One Size Fits All“ Lösungen gibt, sondern dass Präventionsansätze immer auch abhängig von spezifischen Risiken in spezifischen Gruppen von Adressatinnen und Adressaten sein müssen, wenn es sich um Prävention in Institutionen handelt. Solche spezifischen Ansätze können gerahmt werden durch ein universelles Präventionsverständnis.

## 2.1 Begriffsbestimmung Prävention

Unter Vorbeugung oder Prävention (lateinisch „praevenire“ = „zuvorkommen“ oder „verhüten“) versteht man ein Vorgehen, welches durch gezielte Maßnahmen Risiken verringern oder Folgen von Belastungen verhindern oder abschwächen soll (Leppin 2004). Der Präventionsbegriff wird in unterschiedlichen Bereichen und mit unterschiedlichen Implikationen angewandt. Am bekanntesten ist der medizinische Präventionsbegriff, welcher zielgerichtete Maßnahmen und Aktivitäten beschreibt, um Krankheiten oder gesundheitliche Schädigungen zu vermeiden (Primärprävention), das Risiko des Auftretens zu verringern oder das Auftreten zu verzögern (Sekundärprävention) sowie Folgen abzumildern (Tertiärprävention) (Franzkowiak 2022). Prävention gibt es aber neben dem medizinischen Bereich auch in der Sucht- und Drogenprävention, der Gewaltprävention, in der Vermeidung von Arbeitsunfällen, im Brandschutz, im Schutz vor Gefährdungen im Straßenverkehr etc.

In jüngerer Zeit hat auch der Begriff der Krisenprävention, nicht zuletzt durch die Corona-Pandemie, eine besondere Bedeutung erlangt. Hier geht es nach dem Büro der Vereinten Nationen für die Verringerung des Katastrophenrisikos (UNDRR, ehem. UNISDR) um „preparedness“, also die gezielte Vorbereitung auf drohende Ereignisse wie z. B. eine Pandemie, und „rapid reaction“, das heißt das unmittelbare Ergreifen von Maßnahmen, wenn sich andeutet, dass ein Risiko ansteigt bzw. sich realisieren wird (UNISDR 2009).

Auch im Kinderschutz ist es generell üblich von Prävention zu sprechen, wenn es um die Vermeidung unterschiedlicher Formen der Kindesmisshandlung (körperliche Misshandlung, emotionale Misshandlung, sexueller Missbrauch) oder um die Vermeidung der Vernachlässigung und ihrer Folgen geht. In der Kinderrechtekonvention der Vereinten Nationen (VN KRK) ist in Artikel 18 generell die Kindeswohlmaxime verankert. Artikel 17 befasst sich mit dem Zugang zu Medien und dem Kinder- und Jugendschutz. Dabei wird auch die wichtige Rolle der Massenmedien anerkannt, Kindern Zugang zu Informationen und Material zu geben, welche die Förderung des sozialen, seelischen und sittlichen Wohlergehens sowie der körperlichen und geistigen Gesundheit von Kindern zum Ziel haben. Artikel 19 regelt explizit den Schutz vor Gewaltanwendung, Misshandlung und Vernachlässigung. Artikel 20 betont den notwendigen besonderen Schutz von Kindern, die von ihrer Familie getrennt leben, z. B. in einer Einrichtung oder einer Pflege- oder Adoptivfamilie. Artikel 22 beschreibt den Schutzbedarf von Flüchtlingskindern und Artikel 23 geht auf die besonderen Bedürfnisse von Kindern mit Behinderung ein, welche wiederum ausführlicher in der UN-Behindertenrechtskonvention dargelegt werden.

Es ist sinnvoll in Konventionen sowohl Prävention, als auch Intervention und Schutz anzusprechen. In der Umsetzung ist es aber schwierig, all diese Aufgaben unter dem Begriff der „Prävention" zu subsummieren und z. B. in Institutionen einer Präventionsbeauftragten zu übertragen. Für Interventionen sind andere Machtbefugnisse und Reaktionsmöglichkeiten notwendig als für gezielte primärpräventive Aktivitäten. Bei diesen ist es wichtig, auch zu definieren, welche Ziele erreicht werden sollen und wie die Zielerreichung überprüft werden kann.

Ein Aspekt ist auch, ob ein Präventionsziel ein ethisch legitimes Ziel ist. So gibt es ja Formen der pränatalen Diagnostik, die es ermöglichen früh ein Kind mit einer möglichen Behinderung zu erkennen und ggf. eine „präventive Abtreibung" vorzunehmen. Solche eugenischen Entscheidungen sind ethisch hoch konflikthaft und in vielen Gesellschaften umstritten. Bewusst werden deshalb in der UN-BRK keine primärpräventiven Maßnahmen zur Vermeidung von Behinderungen angesprochen, da sie aus menschenrechtlicher Sicht zwar Bestandteil der Ansprüche auf Gesundheitsförderung aus dem UN-Sozialpakt, aber nicht Umsetzung des Rechts auf Gesundheit für Menschen mit Behinderung darstellen (Artikel 25). Explizit werden in diesem Artikel aber Maßnahmen der sekundären Prävention genannt, durch die „weitere Behinderungen möglichst geringgehalten oder vermieden werden sollen."

Deutlich wird in der Kinderrechtekonvention bereits der Blick auf Gruppen von Kindern, die ein höheres Risiko für das Erleben von Gewalt haben oder spezifische Bedarfe, wie Kinder in Fremdunterbringung, mit Fluchthintergrund oder mit einer Behinderung. Dieser Fokus wird in einer anderen Einteilung von Prävention, nämlich der in universelle, selektive und indizierte Prävention aufgegriffen (siehe unten).

Die Istanbul-Konvention fordert explizit Maßnahmen der Prävention bei interpersoneller und häuslicher Gewalt gegen Frauen (Übereinkommen des Europarats zur Verhütung und Bekämpfung von Gewalt gegen Frauen und häuslicher Gewalt, Istanbul 11.05.2011). In dieser Konvention verpflichten sich in Kapitel III „Prävention", Artikel 12 die Vertragsstaaten, alle erforderlichen Maßnahmen zu treffen, um Veränderungen von sozialen und kulturellen Verhaltensmustern von Frauen und Männern mit dem Ziel zu bewirken, Vorurteile, Bräuche, Traditionen und alle sonstigen Vorgehensweisen, die auf der Vorstellung der Unterlegenheit der Frau oder auf Rollenzuweisungen für Frauen und Männer beruhen, zu beseitigen. Des Weiteren sollen die Vertragsparteien gesetzgeberische und sonstige Maßnahmen treffen, um alle in den Geltungsbereich dieses Übereinkommens fallenden Formen von Gewalt durch natürliche und juristische Personen zu verhüten. Alle nach Artikel 12 getroffenen Präventionsmaßnahmen „müssen die speziellen Bedürfnisse von Personen, die durch besondere Umstände schutzbedürftig geworden sind, berücksichtigen und sich mit diesen befassen sowie die Menschenrechte aller Opfer in den Mittelpunkt stellen." Artikel 13 zielt hierbei generell auf eine Bewusstseinsbildung ab. Artikel 14 bezieht sich auf präventive Maßnahmen im Bildungssystem und informellen Bildungsstätten, sowie in Sport-, Kultur-, Freizeiteinrichtungen und in den Medien. Artikel 15 nennt Aus- und Fortbildung von Angehörigen bestimmter Berufsgruppen und Artikel 16 fordert schließlich konkret vorbeugende Interventions- und Behandlungsprogramme, die in den meisten Unterzeichnerstaaten aber nicht vorliegen. Artikel 17 sieht den privaten Sektor und die Medien als wichtigen Bereich der Prävention fördern kann. Die sehr ausdifferenzierten Regelungen des Kapitels III der Istanbul-Konvention des Europarats, welches noch vor dem Kapitel IV „Schutz und Unterstützung" kommt, machen insgesamt deutlich, wie groß beim Thema „interpersonelle Gewalt" die Bedeutung von Prävention ist. Hierbei gibt es sowohl primärpräventive als auch aufsuchende Ansätze im Sinne einer Frühintervention (Magiera et al. 2023).

## 2.2 Der Settingansatz

Der Setting- oder Lebensweltansatz der Weltgesundheitsorganisation (WHO) wurde in der Ottawa-Charta von 1986 festgeschrieben (WHO Europa 1986).

Hintergrund des Ansatzes waren verschiedene Aspekte, unter Anderem der sehr begrenzte Erfolg von traditioneller Gesundheitserziehung, die sich mit Appellen und Informationen an Einzelpersonen richtete, sowie ein gestiegenes Interesse an den Einflüssen der Lebensweisen und -bedingungen auf die Gesundheit und der Einfluss von sozialen Bewegungen, wie z. B. der Selbsthilfebewegung. Der Settingansatz berücksichtigt, dass Menschen in Rahmenbedingungen leben und arbeiten und verschiedene Einflussfaktoren gesundheitsförderlich, -erhaltend und -belastend sein können. Diese Faktoren können individuell, sozial, organisatorisch, ökonomisch oder ökologisch sein. Ein Setting beschreibt hierbei einen Sozialzusammenhang oder eine Institution, in der Menschen sich in ihrem Alltag aufhalten. Solche Settings sind relativ beständig und die Zugehörigkeit zu einem Setting ist den Mitgliedern auch relativ bewusst, z. B. Schulmitgliedschaft, Betriebsmitgliedschaft, auf der Ebene der Organisationen und Institutionen oder Zugehörigkeit zu regionalen Verbänden wie Kommune, Stadtteil, Quartier oder vergleichbare Lebenslagen, z. B. frühe Kindheit oder älterwerdender Teil der Bevölkerung. Aber auch gemeinsam geteilte Werte wie in Religionsgemeinschaften oder andere geteilte Präferenzen, wie z. B. solche der sexuellen Orientierung, können Settings sein.

Damit der Settingansatz gelingt müssen folgende Aspekte gewährleistet sein:

- ein hohes Maß an Partizipation der Menschen im Setting (Partizipation: Mitentscheidung der Bürgerinnen und Bürger)
- eine kontinuierliche und professionelle Koordinierung der Präventionsmaßnahmen
- die Entwicklung gesundheitsförderlicher Kontextbedingungen
- die Stärkung von Kompetenzen, Ressourcen, Handlungs- und Entscheidungsmöglichkeiten im Sinne von Empowerment und Befähigung)

(Hartung und Rosenbrock 2022).

Table 2.1 zeigt Überlegungen, wie der Settingansatz sich auf die Prävention von (sexualisierter) Gewalt anwenden lässt.

Am Settingansatz ist bereits zu sehen, dass dieser für die Entwicklung von Schutzmaßnahmen (Schutzkonzepte und Schutzprozesse) gegen (sexualisierte) Gewalt zur Strukturierung erfolgreich genutzt werden kann. Gleichzeitig wird

**Tab. 2.1** Beispiele für Anwendung der Aspekte des Settingansatzes auf die Prävention von sexualisierter Gewalt

| Aspekte zum Gelingen des Settingansatzes (Hartung und Rosenbrock 2022) | Aspekte adaptiert auf die Entwicklung von Präventionsmaßnahmen gegen (sexualisierte) Gewalt |
|---|---|
| Hohes Maß an Beteiligung der Menschen im Setting | • Bedarfsanalyse durchführen (z. B. In welchen Kontexten kommt es zu Gewalt? Welche Konstellationen gibt es? Wer sind die betroffenen Personen? Wer sind die Täter und Täterinnen?)<br>• Schutzmaßnahmen gegen Gewalt partizipativ entwickeln (z. B. Einbezug der Adressatinnen und Adressaten in Institutionen in den Entwicklungsprozess)<br>• Adressatinnen und Adressaten sowie Bystander über Schutzmaßnahmen informieren |
| Kontinuierliche und professionelle Koordinierung | • Bereitstellung von Ressourcen<br>• Kontinuierliche Beschäftigung mit dem Thema Gewaltprävention („Schutzprozess" statt „Schutzkonzept")<br>• Evaluation von Schutzkonzepten und Weiterentwicklung der Maßnahmen auf Basis der Ergebnisse der Evaluation |
| Entwicklung gesundheitsförderlicher Kontextbedingungen | • Institution und Familie als gewaltfreie Orte denken und entwickeln (Recht auf gewaltfreie Erziehung, Kinderrechte, Haltungsentwicklung in Institutionen)<br>• Risikofaktoren und Risikogruppen kennen<br>• Risikofaktoren entgegenwirken<br>• Risikogruppen spezifisch im Blick behalten, Schutzmaßnahmen auf diese adaptieren<br>• Entwicklung förderlicher Kontextbedingungen im Rahmen eines Safeguarding-Konzeptes |
| Stärkung von Kompetenzen, Ressourcen, Handlungs- und Entscheidungsmöglichkeiten (Empowerment/Befähigung) | • Wissen vermitteln (z. B. Bystander-Edukation)<br>• Schutzfaktoren stärken<br>• Kinder und Jugendliche über ihre Rechte und Unterstützungsmöglichkeiten informieren sowie über mögliche Risiken aufklären (z. B. Informationen über Groomingstrategien von Tätern und Täterinnen) |

deutlich, dass relevante Settings sich mit der kulturellen Entwicklung verändern und damit auch von den jeweiligen Kulturen abhängen. Ein kultursensibler Settingansatz ist deshalb ebenso erforderlich wie eine Veränderung des Settingansatz, wenn sich fundamentale Gegebenheiten in einer Kultur verändert haben. Die meisten jungen Menschen halten sich heute mehrere Stunden am Tag im digitalen Setting auf, viele Kinder und Jugendliche erleben hier sexualisierte Gewalt (Chauvire-Geib et al. 2025). Der digitale Raum ist aber ein rechtlich noch kaum definiertes Präventionssetting, es ist deshalb dringend notwendig, dies zu ändern (vgl. Fegert et al. 2024; Fegert 2025).

Zentral ist es, dass solche Definitionen eine Struktur bei der Vorbereitung von Projekten geben können und dabei helfen können einen Fokus zu definieren. Nachfolgend werden deshalb drei Klassifikationen vorgestellt und in einen Bezug zur Entwicklung von Präventionsmaßnahmen bei (sexuellem) Missbrauch und Gewalt gesetzt: 1) primäre, sekundäre und tertiäre Prävention, 2) universelle, selektive und indizierte Prävention und 3) Verhaltens- und Verhältnisprävention.

## 2.3 Klassifikationen von Prävention

### 2.3.1 Primäre, sekundäre und tertiäre Prävention

Wie bereits beschrieben, ist in der Medizin die alte heilberufliche Definition von Gerald Caplan (1964) die verbreitetste. Im Fokus steht hier das Stadium einer Erkrankung. Caplan unterschied Primärprävention, Sekundärprävention und Tertiärprävention. Später wurde auch noch der Begriff der Quartärprävention eingeführt. Unter Primärprävention wird die Prävention des Auftretens einer Erkrankung verstanden. Das Ziel ist also mit epidemiologischen Begriffen gesprochen, die Reduktion der Inzidenz, also der Auftretenshäufigkeit der Erkrankung oder im übertragenen Sinne einer Problematik. Unter Sekundärprävention werden (Früh-)Interventionen zur Reduktion der Dauer zusammengefasst. Hier geht es also um die Reduktion der Punktprävalenz, also des Vorherrschens der Erkrankung oder der Problematik zu einem bestimmten Zeitpunkt. Dies ist zu unterscheiden von der Gesamtprävalenz oder Lebenszeitprävalenz, welche generell erfasst, welcher Bevölkerungsanteil irgendwann in seinem Leben eine entsprechende Erkrankung durchgemacht hat oder einer entsprechenden Belastung exponiert war. Die Tertiärprävention dient der Vorbeugung möglicher Folgeschäden und Komplikationen. Eine spezifische Form der Tertiärprävention, insbesondere im Bereich der Suchtprävention, ist die sogenannte „Harm Reduction". Dabei geht es um Vermeidung von gefürchteten kurz-, mittel- oder langfristigen Folgen von Drogenkonsum, die zu einer Behinderung oder zu Teilhabedefiziten führen könnten. Die Vermeidung unnötiger Maßnahmen und damit verbundener Schäden wird unter dem Begriff der Quartärprävention gefasst. Denn Prävention kann und sollte wirksam sein, kann aber auch unerwünschte Nebenwirkungen haben.

Diese Einteilung aus dem medizinischen Bereich kann auch auf das Thema „Gewalt und Missbrauch (gegen Kinder und Jugendliche) angewendet werden.

Dies würde bei Primärprävention bedeuten, Missbrauch und Gewalt zu verhindern, diese frühzeitig zu erkennen und Interventionen einzuleiten wäre dann Sekundärprävention und die Milderung der Folgen und die Verhinderung von Reviktimisierung ist Tertiärprävention. Auch die Quartärprävention findet sich hier wieder. Im Kontext von Schutzmaßnahmen (Safeguarding) wird z. B. nicht selten gefragt, ob man mit den ganzen Präventionsordnungen und Regelwerken nicht zu weit gegangen ist und Kinder durch verschiedene Vorgaben zum Nähe-Distanz-Verhältnis zwischen z. B. Fachkräften in Kitas und Kindern eher belastet werden, wenn bestimmte Grundprinzipien rigide umgesetzt werden, ohne altersentsprechende Bedürfnisse von Kindern nach Nähe mitzureflektieren. (vgl. Gossmann et al. 2022).

Die Deutsche Bischofskonferenz hat sich in ihrer Rahmenordnung zu Prävention gegen sexualisierte Gewalt an Minderjährigen und schutz- oder hilfebedürftigen Erwachsenen, mit Beschluss des Ständigen Rats der Deutschen Bischofskonferenz am 10. November 2019 in Würzburg zur Verwendung dieser Definition festgelegt. In dieser Rahmenordnung werden die aus der medizinischen Prävention bekannten Begriffe nach Caplan für den Bereich des Safeguardings in Institutionen angewandt. Wörtlich heißt es da „Prävention im Sinne dieser Ordnung meint alle Maßnahmen, die von vorbeugend (primär), begleitend (sekundär) und nachsorgend (tertiär) gegen sexualisierte Gewalt an Kindern und Jugendlichen und schutz- und hilfebedürftigen Erwachsenen ergriffen werden“ (Seite 2). Diese Übertragung aus dem medizinischen Bereich, wo es Sinn macht, eine Krankheit zu begleiten, um ihre negativen Folgen zu reduzieren, wenn man sie nicht heilen kann, macht auf den Bereich des Kinderschutzes überhaupt keinen Sinn. Es kann niemals Ziel von Prävention sexualisierter Gewalt sein, diese zu begleiten. Alle evidenzbasierten Leitlinien zur Therapie sexuell missbrauchter Kinder stellen zunächst fest, dass Kinder in Sicherheit sein müssen und emotional stabilisiert sein sollten, bevor traumatherapeutische Interventionen erfolgen können. Eine Sekundärprävention im medizinischen Sinne, indem man die Gewalt in einem Elternhaus oder einer Institution nicht abstellt, aber die Kinder ermutigt besser damit umzugehen bzw. die Folgen zu reduzieren, ist schlicht nicht sachgemäß. Im Deutschen gibt es ein Sprichwort „gut gemeint ist nicht gut gemacht“. Wenn man Präventionsmaßnahmen konzipieren, umsetzen und evaluieren möchte, braucht es eine definitorische Klarheit. Wenn ich, Jörg M. Fegert, dieses Beispiel der an diesem Punkt immer noch nicht geänderten Rahmenordnung in Deutschland immer wieder vorgetragen habe, wurde mir von Kirchenvertretern häufig vorgehalten, dass ich wortklauberische Sticheleien unterlassen solle, denn es gehe ja um die Grundhaltung. Ich habe mich stets gegen solche Kritik gewehrt, denn wie bereits ausgeführt, „gut gemeint bedeutet eben nicht gut gemacht“. Meines Erachtens zeigt die unreflektierte Übernahme bestimmter Definitionsbegrifflichkeiten einen Mangel an inhaltlicher Auseinandersetzung mit den Voraussetzungen. Weiter heißt es in der Rahmenordnung „Sie richtet sich an Betroffene, an die Einrichtungen mit ihren Verantwortlichen, in denen mit Kindern, Jugendlichen und schutz- oder hilfebedürftigen Erwachsenen gearbeitet wird und auch an Beschuldigte/Träger“ (Seite 2). Zunächst werden also die Betroffenen selbst als Adressatinnen und Adressaten genannt, dann die Institutionen und die darin handelnden Personen, die verantwortlich für das Kindeswohl oder für das Wohl anderer vulnerabler Personenkreise sind und letztendlich wird quasi im Sinne der Kriminalprävention auch die Verursacherebene der Beschuldigten und Täter als Präventionsebene angesprochen. Schon früh haben wir darauf hingewiesen, dass empirische Forschung zeigt, wie schnell Betroffene überfordert sein können sich selbst zu schützen (Zollner et al. 2014). Ansätze, die darauf abzielen, Kinder „stark zu machen"/Betroffene zu stärken folgen wünschenswerten Prinzipien, jedoch ist es eine kaum bewältigbare Aufgabe für ein Kind oder eine abhängige Person sich gegen Pflege- und Betreuungspersonen wirklich abzugrenzen. Zentral ist deshalb gerade in Institutionen die Bystander-Prävention, also die Aufmerksamkeit von umstehenden Personen, von Kolleginnen/Kollegen und Peers.

Andere Kirchen im deutschsprachigen Bereich haben solche definitorischen Probleme vermieden, indem z. B. in der Rahmenordnung für die katholische Kirche in Österreich (2021) zwar Maßnahmen, Regelungen und Orientierungshilfen gegen Missbrauch und Gewalt dargelegt werden sollen, dort aber keinerlei Definition der Prävention vorgegeben wird. Wenn wir also aus wissenschaftlicher Sicht der Auffassung sind, dass die alte medizinische Definition nach Caplan, die sich auf Stadien von Erkrankungen beziehen, für Prävention, Schutzkonzepte und Schutzprozesse in Institutionen eher ungeeignet ist, da sexueller Missbrauch keine Krankheit ist, oder bei einer Nutzung auf den Kontext auch explizit angepasst werden muss, gilt es nach anderen eingeführten Präventionsdefinitionen zu schauen.

In Deutschland gab es seit den 1990er Jahren erste Forschungsprojekte und Publikationen zu Schutzkonzepten (z. B. Fegert und Wolff 2002, 2006; Enders 1995; Conen 1995) jedoch wurde führte dies nicht zu einer umfassenden Debatte in allen institutionellen Kontexten und einer großen Verbreitung von Schutzkonzepten. Einen Schub erreichte die Diskussion über notwendige Schutzmaßnahmen durch den sogenannten Missbrauchsskandal 2010. Seinerzeit wurden insbesondere Fälle von sexuellem Missbrauch im Bereich im Bereich der katholischen Kirche und pädagogischer Einrichtungen diskutiert. Als politische Folge des Missbrauchsskandals wurde ein Runder Tisch „Sexueller Kindesmissbrauch in Abhängigkeits- und Machtverhältnissen in privaten und öffentlichen Einrichtungen und im familiären Bereich" (RTKM) gegründet und die ehemalige Bundesministerin Dr. Christine Bergmann zur ersten Unabhängigen Beauftragten zur Aufarbeitung des sexuellen Kindesmissbrauchs (UBSKM) ernannt. Diese Stelle existiert noch heute unter dem Titel „Unabhängige/r Beauftragte/r für Fragen des sexuellen Kindesmissbrauchs" (https://beauftragte-missbrauch.de/). Für Betroffene wurde eine telefonische Anlaufstelle eingerichtet, die hier eingegangenen Anrufe wurden ausgewertet, um daraus Erkenntnisse über die Bedarfe und Wünsche von Betroffenen zu gewinnen. Der Runde Tisch gab in seinem Abschlussbericht Empfehlungen für Prävention und Intervention, für notwendige rechtliche Änderungen und eine bessere Versorgung Betroffener. Ebenso wurde im Abschlussbericht allen Institutionen empfohlen, Schutzkonzepte zu etablieren, sowie Elemente eines solchen Schutzkonzeptes benannt. Gleichzeitig wurde deutlich gemacht, dass jede

Institution die genannten Elemente für den eigenen spezifischen institutionellen Kontext ausarbeiten und anpassen muss (Bundesministerium für Justiz et al. 2012).

Wie Tab. 2 zeigt, lassen sich die hier empfohlenen Elemente zumindest für die Primär- und Sekundärprävention sehr gut entsprechend der Definition von Kaplan zuordnen. Bei der Aufarbeitung (Tertiärprävention) erschließt sich dies nicht unmittelbar, jedoch gibt es z. B. von der Unabhängigen Kommission zur Aufarbeitung sexuellen Kindesmissbrauchs (https://www.aufarbeitungskommission.de/) verschiedene Empfehlungen zu Aufarbeitung, die sehr stark die Perspektiven und Bedarfe betroffener Personen in den Blick nehmen. Und auch das Konzept zur Rehabilitation nach Falschbeschuldigung nimmt betroffene Personen in den Blick. Erfahrungen aus der Praxis zeigen, dass eine Falschbeschuldigung für die betroffenen Fachkräfte sehr belastend ist und hier Maßnahmen ergriffen werden müssen, um die Person zu rehabilitieren (Tab. 2.2).

Wenn in Deutschland im Kinderschutz von Schutzkonzepten gesprochen wird, folgen die Institutionen bei der Erstellung im Wesentlichen diesen Elementen. Mit den Krankenhäusern gibt es mittlerweile sogar einen Bereich, wo die Erstellung eines Schutzkonzeptes verbindlich rechtlich vorgeschrieben und konkrete Elemente, die umzusetzen sind, benannt werden (G-BA 2020).

**Tab. 2.2** Elemente von Schutzkonzepten und ihre Zuordnung zum Klassifikationssystem nach Caplan (1964)

| Ebenen | Elemente |
|---|---|
| Analyse | • Gefährdungsanalyse/Risikoanalyse<br>• Potenzialanalyse |
| Prävention (= Primärprävention) | • Präventionsangebote für die Kinder und Jugendlichen<br>• Pädagogisches, sexualpädagog. und medienpädagogisches Konzept<br>• Leitbild<br>• Verhaltenskodex/Verhaltensleitlinien<br>• Partizipationsformen für Kinder und Jugendliche, Eltern und Mitarbeitende<br>• Konzept zum Management von Beschwerden und Anregungen<br>• Kinderschutzsensible Personalrekrutierung und -entwicklung<br>• Arbeitsvertragliche Regelungen, z. B. Einholung eines Erweiterten Führungszeugnisses<br>• Berücksichtigung von Kriterien des Kinderschutzes in der Personalauswahl<br>• Regelmäßige Qualifizierung der Mitarbeitenden |
| Intervention (= „Sekundärprävention“) | • Interventionsplan |
| Aufarbeitung (= „Tertiärprävention“) | • Handlungsempfehlungen zum Umgang mit der Aufarbeitung aufgetretener Fälle<br>• Konzept zur Rehabilitation nach Falschbeschuldigung |

### 2.3.2 Universelle, selektive und indizierte Prävention

Das Institut of Medicine (IOM, 1994) hat mit Blick auf mögliche Zielgruppen von Prävention drei Stufen unterschieden, die auch die Relevanz von Häufigkeitsforschung für jeweilige Präventionskonzepte deutlich machen. Diese drei Stufen sind die universelle, die selektive und die indizierte Prävention. Im Fokus dieser Klassifikation stehen konkrete Zielgruppen der Präventionsmaßnahmen. Diese Definition berücksichtigt, dass verschiedene Gruppen von Menschen unterschiedlich stark betroffen sein können; dies kann sich auf bestimmte Erkrankungen beziehen, aber auch auf das Risiko Missbrauch oder Gewalt zu erleben.

Die universelle Prävention hat eine Gesamtpopulation, also die Gesamtbevölkerung eines Staates oder Landes, einer Stadt oder alle Mitglieder einer Kirche etc. zum Ziel. Selektive Prävention richtet sich an Risikogruppen, d. h. an Teilgruppen der Gesamtbevölkerung, bei denen man aufgrund von Forschungsergebnissen ein höheres Risiko für entsprechende Belastungen oder Übergriffe erwarten kann. Die indizierte Prävention hat als Zielgruppe Personen, die bereits betroffen sind.

Diese Einteilung hat für die Prävention von sexualisierter Gewalt eine besondere Bedeutung, denn Forschungsergebnisse zeigen, dass es bestimmte Gruppen von Kindern und Jugendlichen (oder auch vulnerable Gruppen von Erwachsenen) gibt, die ein deutlich erhöhtes Risiko haben, Gewalt zu erleben und es somit nicht nur Präventionsmaßnahmen geben sollte, die sich pauschal auf alle Menschen ausrichten, sondern auch solche, die spezifisch Risikogruppen oder bereits Betroffene adressieren.

**Daten und Zahlen zum Auftreten sexualisierter Gewalt**

Um das Auftreten in der Gesamtbevölkerung zu beurteilen, sind bevölkerungsrepräsentative Umfragen von besonderer Relevanz. Die hier gewonnen Daten können außerdem dazu dienen, die Bevölkerung über Häufigkeiten und Auftretensrisiken zu informieren, um die sogenannte „Bystander -Prävention", also das Handeln z. B. informierter Eltern von Mitschülern etc., zu adressieren (vgl. Zollner et al. 2014). Die WHO schlussfolgerte in ihrem Report on Preventing Child Maltreatment (Sethi et al. 2018), dass 18 Mio. Kinder zu dieser Zeit von sexuellem Missbrauch in Europa betroffen waren. Erlebte Kindesmisshandlungen haben Einfluss auf die Bildungs- und Berufsaussichten, die Lebensqualität und die Gesundheit der Betroffenen – sie haben also weitreichende, zum Teil lebenslange Konsequenzen (vgl. Clemens et al. 2019; Felitti et al. 2019; Witt et al. 2019). Unsere Untersuchungen zum Dunkelfeld in Deutschland, z. B. mit dem Childhood Trauma Questionnaire (CTQ), haben deutlich gemacht, dass sexueller Missbrauch und sexuelle Übergriffe, bei einer sehr breiten Definition, in mehreren Untersuchungen mit diesem Instrument über 10 % der befragten Gesamtbevölkerung in der Kindheit betroffen hat (Witt et al. 2017). Nimmt man nur die Fälle mit einer mindestens mittelgradigen Ausprägung auf der Skala des CTQ sind das immerhin noch 7 % der Gesamtbevölkerung. Bei den Extremformen der sexualisierten Gewalt sind es ca. 2 %. Aus epidemiologischer Sicht sind das enorm hohe Zahlen, da alle Probleme im Prozentbereich bei bevölkerungsrepräsentativen Untersuchungen sehr viele Personen betreffen.

Eine aktuelle Untersuchung an einer auf Repräsentativität ausgelegten deutschen Bevölkerungsstichprobe (Dreßing et al. 2025) von Personen im Alter zwischen 18 und 59 Jahren mit einem Mixed-Methods-Ansatz (schriftlich-postalische und Online-Befragung) zeigte Prävalenzen von 20,6 % bei Frauen und 4,8 % bei Männern. Männer gaben hierbei häufiger Gewalt in verschiedenen institutionellen Kontexten an. 31,7 % der Befragten berichteten über Gewalt über das Internet und soziale Medien, 37,4 % der Betroffenen hatten bisher niemand über die Gewalt berichtet.

Neuere Instrumente wie der ICAST-R der „International Society for the Prevention of Child Abuse and Neglect" oder der KERF (Belastende Kindheitserfahrungen) erlauben differenziertere Aussagen über Einzelhandlungen, weil diese einzeln abgefragt werden und sie erlauben auch Angaben darüber, in welcher Altersgruppe am häufigsten die Taten initiiert wurden und wie lange im Durchschnitt die Taten angedauert haben. Dies sind wichtige Angaben zur Risikoeinschätzung, welche wiederum die Prävention bestimmen. Mit dem ICAST-R konnten wir in einer repräsentativen Stichprobe im Jahr 2022 die Prävalenz von sexuellem Missbrauch in der deutschen Bevölkerung bei 8,6 % feststellen (Jarczok et al. 2023). Bezüglich der Abfrage von Einzelhandlungen sexuellen Missbrauchs gaben in dieser Befragung 4,2 % der Befragten in der repräsentativen Stichprobe an, dass vor ihnen jemand seine Genitalien entblößt hat; 1,1 % gab an, dass sie nackt für Fotos oder Videos posieren mussten; 4,8 %, dass ihre Genitalien als Kind berührt wurden; 2,8 % erlebten verbale sexuelle Belästigung und 4,0 % wurden im Kindes- oder Jugendalter zum Geschlechtsverkehr gezwungen. Hinsichtlich des Beginns des sexuellen Missbrauchs zeigten sich zwischen Jungen und Mädchen kaum Unterschiede. Der Altersmittelwert des Beginns des sexuellen Missbrauchs lag bei Mädchen bei 13,9 Jahren und bei Jungen bei 13,7 Jahren. Ähnliches zeigte sich auch bei der durchschnittlichen Dauer der sexuellen Missbrauchserfahrung: Bei Mädchen lag sie bei 2,4 Jahren und bei Jungs bei 2,2 Jahren. Im Vergleich zwischen den beiden Untersuchungen (Witt et al. 2017; Jarczok et al. 2023) ist zu sehen, dass die angegebenen Häufigkeiten auch immer vom verwendeten Fragebogen abhängen. Bei einem Vergleich von bevölkerungsrepräsentativen Umfragen auf weltweiter Ebene (vgl. Metaanalysen von Stoltenborgh et al. 2013) sind erhebliche Unterschiede mit einer durchschnittlichen Häufigkeit von sexuellem Missbrauch von Kindern zwischen 10 % und 15 % zu sehen. Insgesamt ist in allen bevölkerungsrepräsentativen Studien das Risiko, sexuell missbraucht zu werden, für Mädchen höher als für Jungen. Neben dem geschlechtsbezogen erhöhtem Risiko für Mädchen gibt es weitere Risikogruppen/Risikosettings für das (erneute) Erleben sexualisierter Gewalt. So sind im institutionellen Kontext die Risiken erhöht, dies betrifft z. B. Schule (Witt et al. 2018), den Sport (Allroggen et al. 2016a), kirchliche Einrichtungen (Witt et al. 2022; Dreßing et al. 2018), Einrichtungen der Jugendhilfe (Allroggen et al. 2017, 2016b) und der medizinisch-therapeutische Bereich, insbesondere die Kinder- und Jugendpsychiatrie (Hoffmann et al. 2020; Clemens et al. 2019). Für die Umsetzung von Präventionsmaßnahmen relevant ist auch das deutlich erhöhte Risiko für Kinder und Jugendliche (und auch erwachsene Personen) mit einer Behinderung (Sullivan und Knutson 2000; Helton et al. 2018; Van Horne et al. 2015; Jones et al. 2012; Cuevas et al. 2009; Hershkowitz et al. 2007).

Ein weiterer zu bedenkender Aspekt ist der Schutz vor Reviktimisierung sowie die Etablierung von Maßnahmen, die verhindern sollen, dass Kinder und Jugendliche selbst zu Tätern oder Täterinnen werden. In einer Studie aus dem Bereich der stationären Jugendhilfe (Allroggen et al. 2018) gab knapp ein Viertel der Befragten an, dass sie selbst auch schon sexuelle Übergriffe verübt hatten, 4,6 % gaben Übergriffe mit Penetration an.

Ein in den letzten Jahren zunehmend häufigeres Setting für sexuelle Übergriffe ist der digitale Raum. Eine aktuelle Studie (Chauvire-Geib et al. 2025) zu sogenanntem technologiegestützten sexuellen Kindesmissbrauch (TGSM) unterscheidet zwischen kommerzieller sexueller Ausbeutung online, sexueller Anbahnung online und bildbasiertem sexuellem Missbrauch. Zu allen drei Ausprägungen gibt es jeweils mehrere Formen. Am häufigsten berichtete Formen waren die ungewollte Konfrontation mit pornografischem oder sexuellem Material, ungewollte sexualisierte Gespräche oder Fragen sowie die Aufforderung zu sexuellen Handlungen. Ein Drittel der 18–29-Jährigen in Deutschland hatte mindestens eine Form von TGSM erlebt, Mädchen und Jungen waren fast gleich häufig betroffen, jedoch erlebten die Mädchen im Durchschnitt etwas mehr Formen als die Jungen. Die Tatpersonen waren mit knapp 30 % Personen unter 18 Jahre und mit 36,2 % Personen zwischen 18 und 25 Jahre. Mehr als die Hälfte der Personen waren den Betroffenen bekannt. Die Häufigkeiten, die zahlenmäßig annähernd gleich häufige Betroffenheit von Mädchen und Jungen sowie das Alter der Tatpersonen stellen hier spezifische Anforderungen an eine zielgerichtete Prävention.

Maßnahmen universeller Prävention bedeuten eine wichtige Rahmung für spezifischere Maßnahmen in bestimmten Gruppen, in denen Grundprinzipien verdeutlicht werden bzw. eine Gesamtpopulation über Grundfragen, wie z. B. das Prinzip der gewaltfreien Erziehung, informiert wird. In den Nachhaltigkeitszielen der Vereinten Nationen (Sustainable Development Goals, SDG) fokussiert das Ziel 16 gerechtere und partizipativere Gesellschaften (https://unric.org/de/17ziele/). Das Ziel 16.2 als ein Unterziel beschreibt das gewaltfreie Aufwachsen durch die Zielformulierung „End abuse, exploitation, trafficking and all forms of violence against and torture of children." Für ein Monitoring, das heißt eine gesellschaftliche Überwachung der Zielerreichung, werden für die einzelnen Misshandlungsformen spezifische Indikatoren vorgeschlagen, so z. B. für sexuellen Missbrauch der Indikator 16.2.3, welcher vorgibt, dass jeweils die jüngste Erwachsenengruppe der 18–29 Jährigen nach sexualisierter Gewalt und sexualisierten Grenzüberschreitungen in Kindheit und Jugend befragt werden sollte, um dann gesellschaftliche Veränderungen in diesem Bereich wahrnehmen zu können (Statistisches Bundesamt 2024). In den nordischen Ländern Europas sind sogenannte „Schulabgängeruntersuchungen" zu dieser Thematik die Regel, die noch näher an den erlebten Ereignissen sind und damit wahrscheinlich noch reliablere Auskünfte erbringen. Allerdings hat sich Deutschland z. B. sehr früh aus solchen Erhebungsvereinbarungen zurückgezogen, weil man Sorge hatte, schulpflichtige Jugendliche mit solchen Fragen zu belasten und auch Widerstände von Eltern fürchtete. Wenn man die unterschiedlichen Einstellungen, Empfindlichkeiten und Tabus in Bezug auf Sexualität in ganz unterschiedlichen Teilen der Erde betrachtet, war es deshalb sicher eine weise Entscheidung der UN auf die jüngste

Erwachsenengeneration abzuzielen, die selbstbestimmt über ihre Beteiligung an solchen Befragungen entscheiden kann.

Wie bereits ausgeführt, gib es in Bezug auf sexualisierte Gewalt Gruppen von Kindern und Jugendlichen, die hier ein deutlich erhöhtes Risiko haben. Hierzu gehören unter anderem Mädchen, Kinder und Jugendliche mit Behinderungen, chronischen und psychischen Erkrankungen sowie auch Kinder, die in bestimmten (institutionellen) Kontexten untergebracht sind, wie etwa stationäre Jugendhilfeeinrichtungen und Kinder- und Jugendpsychiatrien. An den genannten Beispielen ist zu sehen, dass die Gefährdung auf verschiedenen Ebenen liegen und sowohl mit dem Kind und Jugendlichen selbst als auch mit dem Betreuungskontext zu tun haben kann oder mit beidem. Insofern ist es für die Etablierung von Maßnahmen der selektiven Prävention wichtig, diese Risikogruppen zu kennen und generelle Grundprinzipien aus der universellen Prävention auf die Gegebenheiten einer bestimmten Risikogruppe zu übertragen und ggf. anzupassen. So ist es notwendig, dass Schutzkonzepte spezifisch auf das institutionelle Umfeld und die Zielgruppe ausgerichtet werden, in dem sie angewendet werden sollen. Drei Beispiele dazu:

- Institutioneller Kontext: Schutzkonzepte müssen in Schulen anders ausgearbeitet werden als in Krankenhäusern (so werden sich z. B. bei einer Risikoanalyse unterschiedliche Risikosituationen ergeben und in Interventionsplänen werden andere Akteure auftauchen)
- Zielgruppen: Informationsmaterialien und Beschwerdesysteme müssen für kognitiv beeinträchtigte Kinder und Jugendliche anders aussehen als für unbeeinträchtigte Kinder und für Kinder generell wiederum anders als für Erwachsene.
- Abhängigkeitsverhältnisse und täterbezogene Risiken sind unterschiedlich ausgestaltet, z. B. deutlich erhöhtes Risiko für Täterschaft unter Klerikern (Dreßing et al. 2018)

Die indizierte Prävention hat als Zielgruppe Personen, die schon wegen einer Problematik an einer Stelle vorstellig geworden sind, aber z. B. das zugrunde liegende Problem noch nicht angesprochen haben. Im Bereich sexualisierte Gewalt können z. B. Jugendliche, die einen Selbstmordversuch unternommen haben, eine solche Zielgruppe indizierter Prävention sein. Angesichts der Häufigkeit massiver Belastungen durch sexuelle Grenzüberschreitungen und Übergriffe ist es fast ein Kunstfehler in der Erstbetreuung solcher Jugendlicher nicht auch nach solchen Ereignissen zu fragen. Dabei können auch Missverständnisse von Kindern und Jugendlichen im Kontext gut gemeinter elterlicher Präventionsbemühungen gleich angesprochen werden. Zum Beispiel wissen die meisten Kinder in Europa ab dem Pubertätsalter, dass sie nicht im Internet sexuelle Informationen teilen sollen, dass sie keine Nacktbilder etc. herstellen oder verbreiten sollen. Sexting, also der Austausch bzw. das Senden sexuell expliziter Fotos oder Videos mit dem Handy, ist dennoch sehr weit verbreitet unter Jugendlichen. In einer ersten Verliebtheit wissen Jugendliche zwar was Eltern und Lehrpersonen gesagt haben, dennoch wird gerade als Vertrauensbeweis gegen über dem ersten Freund oder der ersten Freundin solches Material hergestellt und geteilt. Kommt es kurz darauf zum Ende solcher Beziehungen wird nicht selten aus

Wut dieser intime Freundschaftsbeweis mit anderen zur Demütigung und Beschämung geteilt. In dieser Situation wissen die tief beschämten Jugendlichen, dass sie falsch gehandelt haben, dass ihnen gesagt worden war, dass sie dies nicht tun sollen und sehen oft deshalb keinen Ausweg, weil sie meinen, sich nicht an Eltern oder andere Erwachsene wenden zu können, da sie ja selbst gegen deren Anweisungen gehandelt haben. Dies kann zu Gefühlen der Ausweglosigkeit bis hin zu einem Suizidversuch führen. Insofern macht die regelmäßige Befragung Jugendlicher, die z. B. mit einer Intoxikation nach einem Suizidversuch eingeliefert werden, auch als indizierte Prävention sexualisierter Gewalt Sinn. Denn es geht darum die belastenden Rahmenbedingungen zu beenden und mögliche Konflikte zu klären.

Auch ist es notwendig, Maßnahmen zu etablieren um bereits betroffene Personen adäquat zu unterstützen. Institutionen sollten deshalb traumasensibel aufgestellt werden. Dies umfasst z. B. Fachkräfte zu Trauma und seinen Folgen zu schulen und Vernetzung in Hilfsangebote zu schaffen (z. B. therapeutische Interventionen, Beratung).

### 2.3.3 Verhaltens- und Verhältnisprävention

Eine weitere Unterscheidung betrifft die Verhaltens- versus Verhältnisprävention (Dadaczynski und Paulus 2018). Verhaltensprävention zielt auf einzelne Menschen und ihr individuelles Verhalten ab. Es wird z. B. versucht durch Empowerment Betroffene zu stärken und Risikofaktoren zu reduzieren. Die Verhältnisprävention wiederum zielt auf die unterschiedlichen Settings ab, in denen Betroffene leben. Das kann der öffentliche Bereich sein, das kann ein institutioneller Bereich sein oder auch der häusliche Bereich (vgl. Smallbone, Marshall and Wortley (2008), welche kriminologisches Wissen zu Täterstrategien in unterschiedlichen Settings für Präventionsüberlegungen nutzen). Im Fokus stehen bei diesem Präventionsansatz also Personen und ihre Umwelt.

Ein zentrales Ziel der Verhältnisprävention bei sexualisierter Gewalt ist vor dem Hintergrund des Wissens über Täterstrategien, es Tätern und Täterinnen zu erschweren, ihre Stellung in einer Institution zu missbrauchen, um Zugang zu Kindern zur Vorbereitung und Durchführung sexueller Grenzüberschreitungen und Delikte zu treffen. Regelwerke, die es z. B. Jugendgruppenleitern zunächst untersagen, allein mit ihnen anvertrauten Jugendlichen Übernachtungsfahrten zu organisieren, gehören hier ebenso dazu wie aufmerksame Rekrutierungsprozesse, das Einholen polizeilicher Führungszeugnisse etc. Auf der institutionellen Ebene ist es wichtig, eine besondere Sorgfalt und bei Einstellungen sowie bei der Einarbeitung von Mitarbeitenden sowie bei der Auswahl von Praktikantinnen und Praktikanten an den Tag zu legen. Da wo sich die institutionelle und häusliche Ebene vermischt, z. B. in Kinderdörfern, wo die Kinderdorfmutter eine zentrale Rolle spielt, häufig durch die multiplen Anforderungen überlastet ist etc., macht es auch sehr viel Sinn neue Lebensgefährten und Partner alleinstehender Mütter zu überprüfen und als Risikogruppe zu betrachten. Dies gilt ebenso für Beziehungen von Müttern mit Kindern zu verurteilten Sexualstraftätern, die noch in der Haft sind etc. Auch im öffentlichen Raum kann dies angewendet werden, z. B. durch die Aufmerksamkeit anderer Eltern am Spielplatz oder an anderen Orten, wo sich Kinder häufig aufhalten.

Table 2.3 stellt die drei Einteilungen von Prävention noch einmal gegenüber.

Aus unserer Sicht lassen sich die verschiedenen vorgestellten Klassifikationssysteme von Prävention in verschiedener Art und Weise für die Entwicklung von Präventionsmaßnahmen nutzbar machen.

Die Einteilung in **primäre, sekundäre und tertiäre Prävention** kann einem Schutzkonzept eine Struktur geben, indem überlegt wird, welche Maßnahmen sexuellen Missbrauch primärpräventiv verhindern, was in einem (Verdachts-) Fall getan werden muss („Sekundärprävention") und wie Betroffene unterstützt und Fälle aufgearbeitet werden können („Tertiärprävention").

Die Einteilung in **universelle, selektive und indizierte Prävention** kann dabei unterstützen zu überlegen, welche unterschiedlichen Zielgruppen adressiert werden

**Tab. 2.3** Gegenüberstellung von Klassifikationssystemen der Prävention (angelehnt an Franzkowiak 2022)

| Primäre, sekundäre und tertiäre Prävention (Caplan 1964) | Verhaltens- und Verhältnisprävention (Dadaczynski und Paulus 2018) | Universelle, selektive und indizierte Prävention (Institute of Medicine, 1994) |
|---|---|---|
| Bezug: Stadium der Erkrankung | Bezug: Person und Umwelt | Bezug: Konkrete Zielgruppen der Präventionsmaßnahmen |
| **Primäre Prävention**<br>• Krankheiten verhindern<br>**Sekundäre Prävention**<br>• Krankheiten erkennen und frühzeitig therapieren<br>**Tertiäre Prävention**<br>• Krankheitsfolgen mildern, Rückfälle vermeiden, Verschlimmerung der Erkrankung verhindern | **Verhältnisprävention**<br>• Bezug auf Lebens- und Arbeitsverhältnisse (z. B. Wohnumgebung, Einkommen, Bildung)<br>**Verhaltensprävention**<br>• Bezug auf den einzelnen Menschen und dessen individuelles Gesundheitsverhalten<br>• Stärkung der eigenen Gesundheitskompetenz | **Universelle Prävention**<br>• Zielgruppe: Gesamtbevölkerung<br>• z. B. Impfempfehlungen, Sexualpädagogik, Drogenaufklärung<br>**Selektive Prävention**<br>• Zielgruppe: Risikogruppen<br>• z. B. Prävention von Alkoholmissbrauch bei Kindern suchtkranker Eltern; Elterntrainings in sozialen Brennpunkten, Mammographie für Frauen mit familiärer Brustkrebsbelastung<br>**Indizierte Prävention**<br>• Zielgruppe: bereits Betroffene oder Personen mit gefestigtem Risikoverhalten<br>• z. B. Mentorenprogramme für erstauffällige jugendliche Drogenkonsument*innen, Diätempfehlungen für Personen mit Übergewicht und/oder erhöhtem Cholesterinwerts |

müssen und wie die zuvor genannten Elemente von Schutzkonzepten an diese angepasst werden können (siehe dazu auch Tab. 5).

**Verhaltens- und Verhältnisprävention** greifen daran an, dass nicht nur Personen und ihr individuelles Verhalten und damit ihre individuellen Risikofaktoren gesehen werden, sondern auch die Umwelt, wie z. B. strukturelle Risiken in Institutionen, und die Gesellschaft. Vor allem Aufarbeitungsprozesse in Institutionen haben gezeigt, dass neben dem individuellen Fehlverhalten Einzelner, strukturelle Rahmenbedingungen zur Anbahnung und Aufrechterhaltung von sexuellem Missbrauch beigetragen haben. Deshalb ist es notwendig, bei der Implementierung eines Schutzkonzeptes immer zuerst eine Risikoanalyse durchzuführen und bei dieser sowohl personenbezogene als auch kontextbezogene Risikofaktoren in den Blick nehmen, um nachfolgend geeignete Schutzmaßnahmen auf verschiedenen Ebenen zu implementieren. Ziel sollte es sein, die Risikofaktoren weitestmöglich zu eliminieren. Dies wird jedoch nicht vollständig möglich sein. Eine 1:1-Situation, wie z. B. in der Psychotherapie ist eine Risikosituation für einen Übergriff, es hat jedoch einen Sinn, dass Psychotherapie eine Einzelsituation ist. Ebenso verhält es sich mit der Beichte. Ein Bewusstsein dafür, dass solche Situationen gefahrgeneigt sind, kann jedoch dazu beitragen, die Sensibilität zu schärfen, auf die Kinder und Jugendlichen stärker zu achten und ungewöhnliche Abläufe zu melden. Beispiele für solche Risikofaktoren zeigt die nachfolgende Tabelle (Tab. 2.4).

Weiterhin gibt es noch umweltbezogene und gesellschaftliche Risikofaktoren, Beispiele hierfür sind Armut und negative gesellschaftliche Einstellungen und Stigmatisierung, z. B. gegenüber Menschen mit einer psychischen Erkrankung oder einer Behinderung. Diese Risikofaktoren durch Maßnahmen zu adressieren, ist jedoch eher Aufgabe von Politik von Einzelpersonen oder Institutionen. Dies knüpft daran an, dass für die Gestaltung und Umsetzung von Präventionsmaßnahmen verschiedene Ebenen zuständig sind.

- Die **Makro-Ebene,** also die Ebene der Gesamtgesellschaft, z. B. eines Bundeslandes oder einer Gesamtinstitution wie der weltweiten katholischen Kirche.
- Die **Meso-Ebene,** die tatsächliche Handlungsfelder beschreibt, wie z. B. unterschiedliche Settings wie Schulen, Kinderheime, Heime für Menschen mit Behinderung oder bestimmte Präventionsfelder, wie die Frühen Hilfen für Kinder in den ersten Lebensjahren etc.
- Die **Mikro-Ebene,** wo einzelne Adressaten der Präventionsbemühungen, also Eltern, Kinder, Geistliche oder Angestellte der Kirche, Betreuungspersonal etc. wissenschaftlich betrachtet werden.

Table 2.5 stellt dies ausgearbeitet für die Einteilung in universelle, selektive und indizierte Prävention dar. Sicher sind zu jeder Ebene auch noch weitere Aspekte denkbar. Die Darstellung soll vor allem deutlich machen, wie umspannend Prävention gedacht werden muss und dass für die Umsetzung von Schutzmaßnahmen Ressourcen notwendig sind.

**Tab. 2.4** Beispiele für personenbezogene und kontextbezogene Risikofaktoren und -situationen für Gewalt im institutionellen Kontext

| Risikofaktoren | | Beispiele |
|---|---|---|
| Personenbezogene Risikofaktoren | Klientenbezogene Risikofaktoren | Höheres Risiko, Gewalt zu erleben, haben z. B. ...<br>• ... psychisch kranke Menschen<br>• ... Menschen mit Behinderung<br>• ... Kinder und Jugendliche, die bereits Gewalt in anderen Kontexten erlebt haben |
| | Mitarbeitenden-bezogene Risikofaktoren | • Mangelnde Fachlichkeit<br>• Persönliche Defizite (z. B. Freude an Gewaltausübung, schlechte Impulskontrolle)<br>• Pädophilie |
| Kontextbezogene Risikofaktoren | Interaktionsbezogene Risikofaktoren | Risikosituationen sind:<br>• Unbeaufsichtigte Einzelkontakte (z. B. medizinische Untersuchung, Beichte)<br>• Langfristige Vertrauensverhältnisse (z. B. Psychotherapie)<br>• Pflegemaßnahmen mit großer Abhängigkeit (Ganzkörperwaschung o.ä.) oder im Intimbereich<br>• Durchführung von freiheitsentziehenden Maßnahmen und Zwangsmaßnahmen<br>• Familienähnliche Strukturen (z. B. in Internaten) |
| | Strukturelle Risikofaktoren (= Risikofaktoren, die an Strukturen der Institution geknüpft sind) | • Unzureichender Personalschlüssel<br>• Keine Kontinuität im Personal<br>• Unklare und/oder intransparente Definierung von Kompetenzen, Arbeitsaufgaben und Zuständigkeiten<br>• Intransparente Entscheidungs- und Kommunikationswege<br>• Fehlende Beteiligung von Kindern und Jugendlichen und deren Eltern<br>• Ausgeprägte Hierarchien und Abhängigkeitsverhältnisse<br>• Keine Regeln für Umgang mit Fehlverhalten<br>• Fehlendes Beschwerdemanagement |

**Tab. 2.5** Maßnahmen universeller, selektiver und indizierter Prävention zur Prävention von und Intervention bei (sexualisierter) Gewalt nach Ebenen

| Präventionsform/ Präventionsfokus | | Universelle Prävention | Selektive Prävention | Indizierte Prävention |
|---|---|---|---|---|
| Mikro-Ebene | (Mögliche) Betroffene | • Empowert werden, z. B. Erhalt von Informationen über Kinderrechte, Recht auf gewaltfreies Aufwachsen<br>• Sexuelle Bildung und Erhalt von altersgerechten Informationen über sexuellen Missbrauch und Täterstrategien | • Teilnahme an Präventionsmaßnahmen bestimmte Gruppen, z. B. vulnerable Gruppe wie Kinder in institutioneller Betreuung und Kinder mit Behinderung; geschlechtsspezifische Präventionsmaßnahmen | • Besonderes Augenmerk auf Kinder richten, die plötzliche unerklärliche Verhaltensänderungen und/oder massiv sexualisiertes Verhalten zeigen<br>• Maßnahmen zur Verhinderung der Reviktimisierung von Kindern, die zu ihrem Schutz in einer Institution untergebracht wurden, etablieren |
| | (Mögliche) Täter | • Erhöhung des Aufdeckungsrisikos für potenzielle Täter („situative Prävention“) | • Besondere Kontrollen und Schutzmaßnahmen, Einarbeitung in Hochrisikobereichen, z. B. Heimen, welche viele Kinder mit Missbrauchserfahrungen betreuen<br>• Angebote für die Risikogruppe, z. B. „Kein Täter werden“ | • Differenzierte Reaktion entsprechend einem Interventionsplan bei Grenzverletzungen und (Verdachts-)fällen umsetzen, z. B. Personalgespräch mit Verweis auf Verhaltenskodex und evtl. Abmahnung bei Grenzverletzung, Kündigung und evtl. strafrechtliche Maßnahmen im konkreten Fall |
| | Umfeld (persönliches Umfeld und Fachkräfte in Institutionen) | • Bystander-Prävention: Information von z. B. Eltern und generell Erwachsenen über Prinzipien des Kinderschutzes<br>• Verbreiten von Wissen über spezifische Risiken, z. B. im Leistungssport | • Präventionsangebote für das Umfeld besonders gefährdeter Gruppen, z. B. Fachkräfte in der stationären Jugendhilfe<br>• Instruktion für Praktikantenbetreuung in einer Institution | • Programme gegen Reviktimisierung durch Betreuungspersonen, Peers und im Besuchskontakt zur Herkunftsfamilie<br>• Generelle Nachbefragung nach Abbrüchen von Betreuungs- und Ausbildungsverhältnissen, z. B. im Sport, der Musik etc. |

(Fortsetzung)

**Tab. 2.5** (Fortsetzung)

| Präventionsform/ Präventionsfokus | | Universelle Prävention | Selektive Prävention | Indizierte Prävention |
|---|---|---|---|---|
| Meso-Ebene | Institution | • Kontinuierliche Fortbildungen zum Kinderschutz<br>• Erstellung eines Schutzkonzeptes<br>• Evaluierung des Schutzkonzeptes<br>• Primärpräventive Maßnahmen mit Kindern und Jugendlichen durchführen | • Durchführung einer Risikoanalyse<br>• Risikoadäquate Anpassung genereller Schutzkonzepte<br>• Adaptierung der Elemente eines Schutzkonzeptes auf spezifische Bedarfe der Institution (z. B. Anpassung des Beschwerdesystem an Kinder und Jugendliche mit Behinderung) | • Institution traumasensibel aufstellen<br>• Zielgerichtete Unterstützung für Betroffene organisieren (z. B. Zugang zu Therapie schaffen)<br>• Interventionspläne bei Missbrauchsverdacht im institutionellen Kontext (durch Betreuer, durch Peers, durch Herkunftsfamilie) erstellen und umsetzen<br>• Schutzkonzept überarbeiten, wenn es einen Vorfall gab („Aus Fehlern lernen“) |
| Makro-Ebene | Gesellschaft | • Ressourcen bereitstellen<br>• Regelmäßig Daten und Zahlen zu Häufigkeiten erheben<br>• Informationskampagnen durchführen<br>• Bystander Edukation: Wissen über Kinderschutz vermitteln<br>• Regelungen zur verpflichtenden Umsetzung von Schutzkonzepten einführen | • Verantwortung der Gesellschaft für Risikogruppen betonen und verstärken<br>• Spezifische Unterstützung bereitstellen, z. B. für Menschen mit Behinderung | • Aufarbeitung in Institutionen (und Familie) fordern/initiieren und hierfür Ressourcen bereitstellen |

## 2.4 Negative Folgen von Prävention

Prävention kann nicht nur nicht wirksam sein, sondern teilweise auch (zunächst einmal) negative Folgen haben. Nicht selten buchen Institutionen, welche sich auf den Weg zur Auseinandersetzung mit der Thematik sexualisierte Gewalt machen, externe Unterstützung, z. B. durch Thementage oder Theaterstücke, die das Thema sexuellen Missbrauch behandeln. Solche Maßnahmen können einen Beratungs- und Hilfebedarf wecken, weil Kinder sich danach ermutigt sehen sich zu offenbaren. Darauf muss die Einrichtung vorbereitet sein. Wenn bei der Offenbarung eines Kindes oder Jugendlichen keine Interventionsangebote bereitstehen und die Institution mit dem, was mitgeteilt wird, überfordert ist, machen die betroffenen Kinder und Jugendlichen die Erfahrung, dass es gar nichts bringt sich mitzuteilen und haben eine erneute Enttäuschung. Gelegentlich haben Untersuchungen solcher Theaterstücke und Interventionen auch gezeigt, dass die generelle Angst bei teilnehmenden Kindern zugenommen hat (Andresen et al. 2015).

Häufig wird das Empowerment von Kindern in Präventionsbemühungen überbetont. Kinder sollen lernen „Nein" zu sagen, Jugendliche sollen lernen keine Nacktfotos von sich über Messengerdienste zu verschicken etc. Häufig sind solche Anforderungen eine Überforderung und führen bei betroffenen Kindern dann auch noch zu Schuldgefühlen, weil sie sich falsch verhalten haben, z. B. mit Fremden mitgegangen sind oder doch auf entsprechende Anforderungen im Internet eingegangen sind. Wenn sich Kinder also an diese allgemeinen, gut gelernten Verhaltensregeln im Einzelfall im Konkreten nicht halten konnten, dann sehen sie bei sich eine Mitschuld, eine Verantwortung, und trauen sich im schlimmsten Fall dann nicht ihren Eltern zu sagen, was passiert ist. Dies ist dann kein Empowerment von Betroffenen, sondern eine Lähmung überforderter Kinder und Jugendlicher. Insofern sollte man sehr kritisch reflektieren, durch welche Ansätze man Kinder tatsächlich stark machen kann. Die Analyse des Machtunterschiedes zwischen Erwachsenen und Kindern ist hierbei relevant und damit ist auch die Schuldfrage immer zu thematisieren und deutlich zu machen, dass Kinder, auch wenn sie sich, durch Täter verlockt, falsch verhalten, nicht schuld sind. Zentral sind Erziehungspersonen, insbesondere Eltern, die ihren eigenen Kindern vermitteln, dass sie immer zu ihnen mit allen Problemen kommen können und sollen – egal, was passiert ist. Da dies besonders in der Pubertät, wo es regelhaft zu Auseinandersetzung mit den Eltern kommt, schwierig ist, ist es auch ratsam, andere wesentliche Bezugspersonen wie z. B. eine Patentante oder eine Klassenkameradin, Eltern einer Klassenkameradin etc. zu identifizieren, die im Zweifel als Erstansprechpartner bei Problemen erreichbar sind. Jugendliche sollten auch über chat-basierte, frei zugängliche Beratungsangebote wie in Deutschland Krisenchat (https://krisenchat.de/), die eine erhebliche Qualitätssicherung haben und niederschwellig erreichbar sind, informiert werden.

Insofern sind ganz wesentlich Erwachsene und Peers ganz zentrale Akteure in der Prävention. Es gilt, diese sehr viel deutlicher durch Maßnahmen zu adressieren, als durch gut gemeinte und nett gemachte „Kinder stark machen"-Programme zu versuchen, Prävention über ein Empowerment von Kindern zu realisieren.

Die Kampagne „Schieb den Gedanken nicht weg!" (https://www.bmfsfj.de/bmfsfj/service/publikationen/schieb-den-gedanken-nicht-weg--205052) der Unabhängigen Bundesbeauftragen gegen sexuellen Missbrauch von Kindern und Jugendlichen in Deutschland (UBSKM) versucht, Bystanderinnen und Bystander in Bezug auf ihre Verantwortung zu sensibilisieren. Der Claim „Schieb Deine Verantwortung nicht weg!" wird in folgenden Handlungsanweisungen operationalisiert „Sieh hin – hör zu – frag nach". Unterstützt wird diese Kampagne durch Plakate wie „Ich höre Dir zu … kann sexuelle Gewalt beenden." „Ich frage nach … kann sexuelle Gewalt beenden." Wichtig ist es, dass diese Haltung auch durch Handlungswissen begleitet wird: Was macht man, wenn man beim Zuhören mit sexualisierter Gewalt konfrontiert ist? Wie fragt man richtig nach, ohne suggestiv Dinge vorzugeben? Schon diese Beispiele zeigen, wie schwierig es ist, von der allgemeinen Sensibilisierung tatsächlich zu Handlungskompetenzen bei Bystanderinnen und Bystandern zu kommen.

Ein weiteres Missverständnis in Präventionsansätzen ist, dass man in Institutionen durch klare Vorgaben die Gestaltung des Nähe-Distanz-Verhältnisses in Leitlinien regeln könnte. De facto muss sich aber eine adäquate Nähe- und Distanzregulation an den altersgemäßen und situativen Bedürfnissen ausrichten. Eine Vermeidung jeglichen Körperkontakts von Fachkräften in der Kleinkindbetreuung ist sicher schädlich, genauso wie die grundsätzliche Skepsis gegenüber Männern in der Betreuung von Vorschulkindern etc.

Zentral ist es für die Entwicklung von Schutzkonzepten auch solche möglichen negativen Folgen von Prävention zu durchdenken und die Maßnahmen entsprechend auszurichten.

## 2.5 Fazit

Zur Planung und Umsetzung von Maßnahmen zur Prävention von und Intervention bei sexuellem Missbrauch und anderen Formen von Gewalt in Institutionen ist es notwendig, diese durch eine geeignete Definition von Prävention zu rahmen. Hierbei ist zu überlegen, welche Ziele die Maßnahmen haben sollen, welches die konkreten Zielgruppen sind und welche Risikofaktoren adressiert werden sollen. Dementsprechend können unterschiedliche Einteilungen von Prävention genutzt werden. Immer wieder wird, gerade in kirchlichen Kontexten der Bereich Aufarbeitung geschehenen Leids gegen den Bereich Prävention ausgespielt bzw. es werden Prioritäten zwischen diesen Bereichen abgewogen. Dies ist ein missverstandener Antagonismus. Es braucht die Aufarbeitung, um immer wieder neue wichtige Impulse für eine gezielte, risikobezogene Präventionsarbeit zu bekommen. Wir lernen aus Fehlern, auch aus Fehlern von Institutionen. Wir können gleichzeitig aber mit der Präventionsarbeit nicht immer wieder auf Aufarbeitungsergebnisse warten, sonst fügen wir den jetzt uns anvertrauten Kindern und Jugendlichen und vulnerablen Erwachsenen Schaden zu. Prävention braucht deshalb eine eigenständige Verankerung in institutionellen Strukturen und ein eigenständiges Mandat zu handeln. Sogenannte „Präventionsbeauftragte" werden allzu oft als „Mädchen für alles“ missverstanden. Prävention braucht tatsächlich auf der einen Seite die Präventionsexpertise, also das methodische Wissen darum, wie und auf welcher Ebene ich welche Ansätze umsetzen kann und ist damit auch ein Experimentierlabor in Institutionen zu Haltungs- und Qualitätsentwicklung. Gleichzeitig muss Prävention stets auch durchgesetzt werden. Es braucht also eine klare und machtvolle institutionelle Verankerung, z. B. durch die Regelung, dass Budgets für Institutionen nur freigegeben werden, wenn bestimmte zentrale Punkte aus Sicht der Prävention eingehalten werden. Zentral ist es, bei allen Präventionsmaßnahmen, die Adressatinnen und Adressaten bei der Entwicklung und Umsetzung zu beteiligen sowie die Maßnahmen zu evaluieren und nachfolgend anzupassen.

## Literatur

Allroggen M, Ohlert J, Gramm C, Rau T (2016a) Erfahrungen sexualisierter Gewalt von Kaderathlet7-innen. In B. Rudolfs (Hrsg) Deutsche Sporthochschule Köln, S 9

Allroggen M, Gerke J, Rau T, Fegert JM (2016b). Umgang mit sexueller Gewalt. Eine praktische Orientierungshilfe für pädagogische Fachkräfte in Einrichtungen für Kinder und Jugendliche. Universitätsklinikum Ulm

Allroggen M, Ohlert J, Rau T, Fegert JM (2018) Sexual violence by juveniles in institutions: A descriptive study on prevalence and circumstances. Int J Offender Ther Comp Criminol 62(7):1806–1820

Allroggen M, Rau T, Ohlert J, Fegert JM (2017) Lifetime prevalence and incidence of sexual victimization of adolescents in institutional care. Child Abuse Negl 66:23–30

Andresen S, Gade JD, Grünewalt K (2015) Prävention sexueller Gewalt in der Grundschule: Erfahrungen, Überzeugungen und Wirkungen aus Sicht von Kindern, Eltern, Lehr- und Fachkräften. Beltz Juventa

Bundesministerium der Justiz, Bundesministerium für Familie, Senioren, Frauen und Jugend & Bundesministerium für Bildung und Forschung (2012) Abschlussbericht Runder Tisch. Sexueller Kindesmissbrauch in Abhängigkeits- und Machtverhältnissen in privaten und öffentlichen Einrichtungen und im familiären Bereich. https://www.bmfsfj.de/resource/blob/93204/2a2c26eb1dd477abc63a6025bb1b24b9/abschlussbericht-runder-tisch-sexueller-kindesmissbrauch-data.pdf

Caplan Gerald 1964 Principles of Preventive Psychiatry

Chauvire-Geib K, Gerke J, Haag A-K, Sachser C, Finkelhor D, Rassenhofer M, Fegert JM (2025) The increase in online child sexual solicitation and abuse: Indicator 16.2.3 of the UN Sustainable Development Goals (SDG) documents a hidden and growing pandemic. Population-based surveys fail to capture the full picture. Child Abuse Negl 2025(Apr 18)164:107452. https://doi.org/10.1016/j.chiabu.2025.107452

Clemens V, Huber-Lang M, Plener PL, Brähler E, Brown RC, Fegert JM (2018) Association of child maltreatment subtypes and long-term physical health in a German representative sample. Eur J Psychotraumatol 9(1):1510278

Conen ML (1995) Sexueller Missbrauch durch Mitarbeiter in stationären Einrichtungen für Kinder und Jugendliche. Prax Kinderpsychol Kinderpsychiatr 44(4):134–140

Cuevas CA, Finkelhor D, Ormrod R, Turner H (2009 Apr) Psychiatric diagnosis as a risk marker for victimization in a national sample of children. J Interpers Violence 24(4):636–652. https://doi.org/10.1177/0886260508317197

Dadaczynski K, Paulus P (2018) Verhaltens- und Verhältnisprävention. In: Psychologie in der Gesundheitsförderung); Hogrefe Verlag, Editors: Carl-Walter Kohlmann, Christel Salewski, Markus Antonius Wirtz; New York, S 157–168

Dreßing H, Hoell A, Scharmann L, Simon AM, Haag AC, Dölling D, Meyer-Lindenberg A, Fegert JM (2025) Sexualisierte Gewalt gegen Kinder und Jugendliche. Eine bundesweite, auf Repräsentativität ausgelegte Befragung zu Prävalenz, situativem Kontext und den Folgen. Dtsch Arztebl Int 2025(122):285–91 https://doi.org/10.3238/arztebl.m2025.0076

Dreßing H, Salize HJ, Dölling D, Hermann D, Kruse A, Schmitt E, Bannenberg B, Hoell A, Voß E, Collong A, Horten B, Hinner J (2018) Sexueller Missbrauch an Minderjährigen durch katholische Priester, Diakone und männliche Ordensangehörige im Bereich der Deutschen Bischofskonferenz. Forschungsprojekt. Mannheim, Heidelberg, Gießen, 24.09.2018. https://www.dbk.de/fileadmin/redaktion/diverse_downloads/dossiers_2018/MHG-Studie-gesamt.pdf

Enders U (1995) Zart war ich, bitter war´s. Handbuch gegen sexuellen Missbrauch an Mädchen und Jungen. KiWi, Köln

Fegert JM (2025) Kinderschutz in einer digitalen Welt. FAZ 31(03):2025

Fegert, JM, Wolff M (2002, 2006). Sexueller Missbrauch durch Professionelle in Institutionen. Prävention und Intervention. Ein Werkbuch. Juventa

Fegert JM, Sitarski E, Meysen T, Rixen s (2024) Gesundheitsförderung und Prävention bei psychischen Erkrankungen junger Menschen als zentrale Herausforderung der gesetzlichen Krankenversicherung. Ein Plädoyer für die zeitnahe Änderung des „Leitfadens Prävention" des GKV-Spitzenverbandes. Die Sozialgerichtsbarkeit 71(11):7

Felitti VJ, Anda RF, Nordenberg D, Williamson DF (1998) Adverse childhood experiences and health outcomes in adults: The Ace study. J Fam Consum Sci 90(3):31

Franzkowiak P (2022) Prävention und Krankheitsprävention. In: Bundeszentrale für gesundheitliche Aufklärung (BZgA) (Hrsg.). Leitbegriffe der Gesundheitsförderung und Prävention. Glossar zu Konzepten, Strategien und Methoden. https://doi.org/10.17623/BZGA:Q4-i091-3.0

Gemeinsamer Bundesausschuss (2020) Beschluss des Gemeinsamen Bundesausschusses über eine Änderung der Qualitätsmanagement-Richtlinie (QM-RL): Vorgaben für die regelmäßige Erhebung und Darlegung des aktuellen Stands der Umsetzung und Weiterentwicklung von einrichtungsinternem Qualitätsmanagement sowie weitere Änderung in § 4 der Richtlinie. https://www.g-ba.de/downloads/39-261-4379/2020-07-16_QM-RL_Vorgaben-aktueller-Stand.pdf

Gossmann E, Hofmann S, Folly AS, Lange S, Kistler Fegert L, Fegert JM (2022) Der Umgang mit Nähe und Distanz in Kindertageseinrichtungen: Ergebnisse einer inhaltlichen Sichtung von Schutzkonzepten. JAmt 9:427–431

Hartung S, Rosenbrock R (2022) Settingansatz–Lebensweltansatz. In: Bundeszentrale für gesundheitliche Aufklärung (BZgA) (Hrsg) Leitbegriffe der Gesundheitsförderung und Prävention. Glossar zu Konzepten, Strategien und Methoden. https://doi.org/10.17623/BZGA:Q4-i106-2.0

Helton JJ, Gochez-Kerr T, Gruber E (2018) Sexual abuse of children with learning disabilities. Child Maltreat 23(2):157–165

Hershkowitz I, Lamb ME, Horowitz D (2007Oct) Victimization of children with disabilities. Am J Orthopsychiatry 77(4):629–635. https://doi.org/10.1037/0002-9432.77.4.629

Jarczok M, Lange S, Meinck F, Witt A, Clemens V, Fegert JM, Jud A (2023) Widening epidemiological data on the prevalence of child maltreatment: Validation of the German ICAST-R in a student sample and national household survey. Child Abuse Negl 137(137):1–14. https://doi.org/10.1016/j.chiabu.2023.106038

Jones L, Bellis MA, Wood S, Hughes K, McCoy E, Eckley L, Bates G, Mikton C, Shakespeare T, Officer A (2012 Sep 8) Prevalence and risk of violence against children with disabilities: a systematic review and meta-analysis of observational studies. Lancet 380(9845):899–907. https://doi.org/10.1016/S0140-6736(12)60692-8. Epub 2012 Jul 12 PMID: 22795511

Katholische Kirche Österreich (2021) Die Wahrheit wird euch frei machen. (Joh 8,32). Rahmenordnung für die katholische Kirche in Österreich. https://www.ombudsstellen.at/dl/OuKqJKJKLMLkMJqx4KJK/Rahmenordnung_Die_Wahrheit_wird_euch_freimachen_2021_pdf

Leppin A (2004) Konzepte und Strategien der Prävention. Prävention und Gesundheitsförderung. Hogrete Verlag, 31–40

Magiera K, Gossmann E, Fegert JM (2023) Familienorientierte Prävention häuslicher Gewalt in Krisenzeiten. Nervenheilkunde 42(10):702–707. https://doi.org/10.1055/a-2106-0299

Rau T, Ohlert J, Fegert JM, Andresen S, Pohling A, Allroggen M (2018) Kindheitserlebnisse von Jugendlichen in Internaten. Ein Vergleich mit Jugendlichen aus Jugendhilfeeinrichtungen und der Allgemeinbevölkerung. Prax Kinderpsychol Kinderpsychiatr 67:31–47

Sethi D, Yon Y, Parekh N, Anderson T, Huber J, Rakovac I, Meinck F (2018) European status report on preventing child maltreatment (1 Aufl). World Health Organisation. http://www.euro.who.int/__data/assets/pdf_file/0017/381140/wh12-ecm-rep-eng.pdf?ua=1

Smallbone S, Marshall, WL, Wortley R, Richard K (2008) Preventing child sexual abuse: evidence, policy and practice/Stephen Smallbone, William L. Marshall and Richard Wortley. Cullompton, Devon; Portland

Statistisches Bundesamt (2024) Indicators of the UN Sustainable Development Goals.16 Peace and Justice. https://sdg-indikatoren.de/en/16/. Zugegriffen: 13. Nov 2024

Stoltenborgh M, Bakermans-Kranenburg MJ, van IJzendoorn MH (2013) The neglect of child neglect: a meta-analytic review of the prevalence of neglect. Soc Psychiatry Psychiatr Epidemiol(48), 345–355. https://doi.org/10.1007/s00127-012-0549-y

Sullivan PM, Knutson JF (2000) Maltreatment and disabilities: A population-based epidemiological study. Child Abuse Negl 24(10):1257–1273. https://doi.org/10.1016/S0145-2134(00)00190-3

United Nations International Strategy for Disaster Reduction (UNISDR) (2009) 2009 UNISDR Terminology on Disaster Risk Reduction. Geneva, Switzerland, May 2009. https://www.preventionweb.net/files/7817_UNISDRTerminologyEnglish.pdf

Übereinkommen des Europarats zur Verhütung und Bekämpfung von Gewalt gegen Frau und häuslicher Gewalt und erläuternder Bericht (2011) https://rm.coe.int/1680462535. Zugegriffen: 5. Nov 2024

Van Horne BS, Moffitt KB, Canfield MA, Case AP, Greeley CS, Morgan R, Mitchell LE (2015 Dec) Maltreatment of Children Under Age 2 With Specific Birth Defects: a Population-Based Study. Pediatrics 136(6):e1504–e1512. https://doi.org/10.1542/peds.2015-1274

WHO Europa (1986) Ottawa-Charta zur Gesundheitsförderung. https://iris.who.int/bitstream/handle/10665/349654/WHO-EURO-1986-4044-43803-61669-ger.pdf?sequence=1&isAllowed=y. Zugegriffen: 29. Dez 2024

Witt A, Brähler E, Plener PL, Fegert JM (2022) Different contexts of sexual abuse with a special focus on the context of Christian institutions: results from the general population in Germany. J Interpersonal Violence 37(5–6):NP3130-NP3151

Witt A, Brown RC, Plener PL, Brähler E, Fegert JM (2017) Child maltreatment in Germany: prevalence rates in the general population. Child Adolesc Psychiatry Ment Health 11:1–9

Witt A, Rassenhofer M, Allroggen M, Brähler E, Plener PL, Fegert JM (2018) The prevalence of sexual abuse in institutions: Results from a representative population-based sample in Germany. Sexual Abuse, 1–19

Witt A, Sachser C, Plener PL, Brähler E, Fegert JM (2019) Prävalenz und Folgen belastender Kindheitserlebnisse in der deutschen Bevölkerung. Deutsches Ärzteblatt 116(38):635–642

Zollner H, Fuchs KA, Fegert JM (2014) Prevention of sexual abuse: improved information is crucial. Child Adolesc Psychiatry Ment Health 8(5):1–9

# Präventionsforschung

3

Jörg Michael Fegert und Ulrike Hoffmann

## Inhaltsverzeichnis



Der nachfolgende Beitrag beschäftigt sich mit verschiedenen Aspekten der Präventionsforschung. Es werden Ergebnisse zur Wirksamkeit von Präventionsmaßnahmen vorgestellt und forschungsmethodische Herausforderungen umrissen.

Bei der Erhebung der Wirksamkeit von Präventionsmaßnahmen gegen (sexualisierte) Gewalt und von Schutzkonzepten gibt es eine ganze Reihe von Herausforderungen. Zunächst muss überlegt werden, was konkret evaluiert werden soll. Eine zielgerichtete Untersuchung ist wichtig, um zum einen Ergebnisse zu erhalten, auf deren Basis bestehende Maßnahmen verbessert werden können und zum anderen, um Lücken in den Maßnahmen zu identifizieren. Ebenso wie Präventionsmaßnahmen vielschichtig sind, ist es auch die Evaluation der Maßnahmen. Diese kann grundsätzlich auf ganz unterschiedliche Aspekte abzielen, nachfolgend einige Beispiele:

- Abnahme von der als Schutzziel definierten Form der Gewalt
- Wissen, z. B. über Risikofaktoren/-situationen für (sexuelle) Übergriffe

J. M. Fegert (✉) · U. Hoffmann
Klinik für Kinder- und Jugendpsychiatrie, Universitätsklinikum Ulm, Ulm, Deutschland
E-Mail: Joerg.fegert@uniklinik-ulm.de

U. Hoffmann
E-Mail: ulrike.hoffmann@uniklinik-ulm.de



J. M. Fegert et al. (Hrsg.), *Safeguarding – Grundlagen in Forschung und Praxis*, Forschung und Debatten zu Safeguarding,
https://doi.org/10.1007/978-3-662-73156-7_3

- Handlungskompetenzen im konkreten Fall (z. B. weiß ich, was ich zu tun und wen ich zu informieren habe?)
- Strukturelle Veränderungen in Institutionen (z. B. Abbau von Hierarchien, strukturierte Bearbeitung von Beschwerden)
- Vorhandensein konkreter Elemente von Schutzmaßnahmen (z. B. Gibt es einen Interventionsplan?)
- Qualitative Umsetzung von Schutzmaßnahmen (z. B. Hat unser Interventionsplan in einem konkreten Fall funktioniert?)
- Prozessevaluation (z. B. Wie haben wir die Schutzmaßnahmen und unserer Institution umgesetzt? Steht die Leitungsebene hinter den Maßnahmen? Wurden diese partizipativ entwickelt?)
- Gibt es nur einzelne Maßnahmen (z. B. einen Interventionsplan) oder liegt dem Schutz von Kindern und Jugendlichen oder anderen vulnerablen Personen ein Konzept als Kombination verschiedener Maßnahmen zugrunde?

Aus den Beispielen lässt sich ableiten, dass für die Evaluation ganz unterschiedliche Methoden notwendig sein werden. Die Auswahl der Methoden muss sich neben dem konkreten Ziel auch danach richten, welche Gruppe von Menschen dazu befragt wird, denn Präventionsmaßnahmen richten sich an Zielgruppen (z. B. Kinder, Jugendliche, Erwachsene, Institutionen, Leitungskräfte, Fachkräfte). Jede Zielgruppe benötigt spezifische Ansätze und Methoden, um die Wirksamkeit zu maximieren. Eine Evaluation muss daher immer die Diversität der Zielgruppen und ihre spezifischen Bedürfnisse berücksichtigen. Zusammengefasst muss ich mich also fragen, was will ich messen und wer kann mir zu der Fragestellung eine Auskunft geben?

Es gibt keinen allgemein anerkannten Standard und keine allgemein gültigen Methoden für die Messung der Wirksamkeit von Präventionsmaßnahmen oder Schutzkonzepten. Es sind verschiedene Methoden denkbar, deren Anwendung sich jeweils nach der konkreten Fragestellung richten muss. Genutzt werden können quantitative Ansätze wie z. B. Fragebögen ebenso wie qualitative Ansätze, z. B. Interview oder Fokusgruppen oder auch Methoden der Prozessevaluation, wie z. B. Dokumentenanalyse, Fallstudienanalyse, Netzwerkanalyse oder auch hier Interviews und Fokusgruppen.

Grundsätzlich besteht eine Neigung, vor allem das zu messen, was leicht zu erheben ist. Dies führt z. B. dazu, dass primärpräventive Formate (z. B. Fortbildungen, Theaterstücke oder andere Informationsformate für Kinder, Jugendliche und Eltern) häufiger evaluiert werden. Unterstützt wird dies dadurch, dass solche Formate meist auf einen Erwerb von Wissen zu einem bestimmten Thema abzielen und dies wiederum relativ einfach über eine Abfrage dieses Wissens zu erheben ist. Die Messung struktureller Veränderungen oder Veränderungen in Haltung in Institutionen oder die Wirkung eines Schutzkonzeptes als Ganzes sind wesentlich komplexer in der Evaluation. Wirksamkeit müsste aber eigentlich sowohl auf individueller als auch auf institutioneller Ebene gemessen werden. Zu beachten ist auch, dass gesellschaftliche Einstellungen und Faktoren ebenfalls einen Einfluss haben können.

Grundsätzlich zeigen Präventionsmaßnahmen oft erst langfristig eine Wirkung, was eine umfassende und kontinuierliche Evaluation erforderlich machen würde. Da viele Programme zeitlich begrenzt sind, ist es schwierig, die Nachhaltigkeit der Effekte zu messen. Dies gilt insbesondere auch für den Bereich der Institutionen, die meist keine kontinuierliche Evaluation praktizieren. Aus diesem Grund gibt es im Bereich der Evaluation von Schutzkonzepten auch keine Langzeitdaten. Gerade bei Schutzkonzepten als Bündel einer Vielzahl von Maßnahmen ist es in einer Evaluation zudem schwierig, genau zu bestimmen, welche Maßnahme wie wirkt und welche am effektivsten ist. Zudem hängt der Erfolg eines Schutzkonzeptes in einer Institution ja auch davon ab, wie gut es in die Struktur und Kultur einer Institution integriert ist, also wie es im Arbeitsalltag gelebt wird. Dies wäre allenfalls langfristig über qualitative Formate wie Interviews erhebbar.

Da Schutzkonzepte individuell an jede Institution angepasst werden sollen, erschwert die Vielfalt die Erstellung von standardisierten Bewertungsmaßstäben und den Vergleich von Ergebnissen zwischen verschiedenen Einrichtungen oder Programmen. Ebenso ist sexualisierte Gewalt ein breites Konzept, welches auch körperliche und psychische Gewalt umfassen und auf unterschiedliche Weise zum Ausdruck kommen kann (z. B. verbale Belästigung, körperliche Übergriffe, digitale Gewalt). Dies erschwert ebenfalls die Evaluierung von Maßnahmen. So kann es sein, dass in einer Institution das Thema sexualisierte Belästigung durch Präventionsmaßnahmen adressiert wird, das Thema digitale Gewalt aber nicht im Blick ist.

Auch unterschiedliche Perspektiven können in einer Institution eine Rolle spielen. So kann die Wirksamkeit eines Schutzkonzepts von verschiedenen Gruppen (Mitarbeitende, Betroffene, Führungskräfte) unterschiedlich wahrgenommen werden. Was ein Mitarbeitender als hilfreich empfindet, kann von den Betroffenen oder der Leitung anders bewertet werden. Diese unterschiedlichen Perspektiven müssen in der Evaluation berücksichtigt werden. Zudem kann es Widerstände gegen Veränderungen geben, die dazu führen, dass an der Evaluation von Schutzkonzepten nicht teilgenommen wird und/oder nachfolgend Verbesserungsmaßnahmen nicht umgesetzt werden.

Besonders sensibel sollte bei der Einbindung von Betroffenen in Evaluationsmaßnahmen vorgegangen werden. Die Perspektive von Betroffenen auf Gewaltvorkommnisse kann wichtige Hinweise zur Verbesserung von Präventions- und Schutzmaßnahmen geben, jedoch sind hohe ethische Standards einzuhalten (Anonymität, Datenschutz, betroffenensensible Befragung, Vermeidung von Retraumatisierung, Anbieten von Unterstützung).

Eine große Hürde für die Umsetzung von Evaluationsmaßnahmen ist auch der Mangel an Ressourcen. Häufig ist die Evaluierung von Präventionsmaßnahmen und Schutzkonzepten angebunden an Forschungsprojekte. Wenn diese auslaufen, wird auch die Evaluation beendet. Wie bereits beschrieben, erzielen viele Präventionsmaßnahmen jedoch erst langfristig Wirkungen und dann findet keine Messung statt. Zudem sind Forschungsprogramme oft unterfinanziert und können deshalb eine vollständige (und langfristige) Evaluation nicht durchführen. Institutionen haben in der Regel keine eigenen Strukturen um Evaluation durchzuführen, sodass eine datenbasierte Weiterentwicklung von Schutzmaßnahmen unterbleibt. Zudem fehlen Verbindungen zwischen Institutionen und der Forschungspraxis, also dass

Forschende Institutionen bei der Evaluierung ihrer Schutzmaßnahmen unterstützen, die Daten auswerten und gemeinsam mit der Institution Maßnahmen zur Verbesserung des Schutzkonzeptes erarbeiten.

In einem Projekt zur Erstellung einer Evidence-and-Gap-Map zu Schutzmaßnahmen in Institutionen (Webseite: https://child-protection-research.org/evidence-gap-map/) wurden konkret Publikationen gesucht, in denen Maßnahmen beschrieben wurden, die eine Evidenz zeigen, also dass für Interventionen, in diesem Fall Schutzmaßnahmen vor (sexualisierter) Gewalt, eine effektive Wirkung nachgewiesen werden konnte. Eingeschlossen wurden Publikationen in englisch, deutsch, französisch, spanisch, portugiesisch, niederländisch, dänisch, schwedisch und norwegisch. Die Publikationen konnten solche in Zeitschriften sein, aber auch Untersuchungsberichte zu sexuellem Missbrauch in Institutionen oder ähnliche Formate grauer Literatur. Berücksichtigt wurden Studien mit Wartekontrollgruppendesign (RCT-Studien) sowie andere Formate mit Kontrollgruppen und systematische Reviews. Das Projekt listet zum momentanen Stand weltweit 136 Studien auf. Zusammenfassend wurde zu den Publikationen folgendes resümiert:

- Evaluiert werden eher Einzelmaßnahmen als ganze Schutzkonzepte, also Bündel an Maßnahmen zur Prävention von und Intervention bei (sexualisierter) Gewalt in Institutionen
- Vielfach wird in den Projekten Wissen vermittelt und nachfolgend Wissenserwerb gemessen
- Überwiegend sind es Maßnahmen der Primärprävention, wie z. B. schulbasierte Interventionen.
- Die verschiedenen institutionellen Kontexte sind nicht gleich häufig abgebildet. So kommen viele Studien aus dem schulischen Bereich.
- Meist geht es um erwachsene Täter, peer-to-peer-Gewalt ist (obwohl in der Praxis in Institutionen hochrelevant) wenig Thema.
- Die Studien kommen meist aus Industrieländern und sind überwiegend in englischer Sprache verfasst.

Zu ergänzen sind noch zwei weitere Aspekte: Bei den Beiträgen zu Interventionen in Institutionen zeigt sich, dass sich die überwiegende Mehrzahl der Maßnahmen auf das Erkennen von Kindesmisshandlung bezieht, welche in der Familie oder in anderen Settings geschieht. Gewalt in der eigenen Institution ist nur in ganz wenigen Beiträgen im Blick, in der Regel geht es in den Beiträgen dann um Schulungsprogramme. Weiterhin ist bisher keine Studie in der Map enthalten, die den digitalen Raum im Fokus hat.

Jedoch sind auch die Ergebnisse der Präventionsforschung im Bereich Kindesmisshandlung nicht sehr ermutigend. Gautschi und der 2024 viel zu früh verstorbene David Lätsch publizierten noch in 2024 ein sogenanntes „Umbrella Review" von 44 internationalen systematischen Reviews zur Prävention von Kindesmisshandlung in Industrieländern. Ein Umbrella Review soll quasi wie ein Schirm die ganze Studienlage abdecken. Die hier eingeschlossenen Reviews betrafen allgemeine präventive Interventionen, auch Hausbesuche, Elterntrainings, Interventionen auf Gemeindeebene, medienbasierte Interventionen und spezielle, auf Risikofaktoren abzielende präventive Interventionen. Es konnte in all diesen Studien, die Tausende von Adressatinnen und Adressaten einschlossen, keine Art von Intervention identifiziert werden, deren Durchführung in klaren und konsistent positiven Effekten in Bezug auf die Verhinderung oder die Verringerung des Auftretens von Kindesmisshandlung und Vernachlässigung resultierte. Insgesamt fanden sich nicht vorhandene oder nur geringe bzw. widersprüchliche und uneinheitliche Effekte. Selbstverständlich stellten sich die Autoren die Frage, warum das so ist und gaben als Gründe an, dass die Präventionsmaßnahmen wohl auf der einen Seite tatsächlich nicht durchgängig wirksam waren, dass aber auf der anderen Seite auch inadäquate Methoden zur Untersuchung der Wirksamkeit durchgeführt wurden. Als Beispiel gaben sie an, dass einzelne Komponenten von Interventionen durchaus messbare positive Effekte in der Wirksamkeit zeigten, ein weiteres Problem sei die Tatsache, dass sich Effekte von Maßnahmen oft erst Jahre oder Jahrzehnte nach der Durchführung zeigen. Deshalb ist auch ein kontinuierliches Monitoring auf staatlicher Ebene dringend zu fordern, um Verbesserungen durch Prävention oder Verschlechterung durch neue Gefährdungen, z. B. im digitalen Raum, rechtzeitig zu erfassen. Generell ist die Wirksamkeit von Präventions- und Interventionsmaßnahmen als Maßnahmenbündel oft schwer nachweisbar. Je spezifischer Präventionsmaßnahmen bestimmte Hochrisikogruppen oder Gruppen, in denen schon Probleme aufgetreten sind, adressieren, also in der selektiven und indizierten Prävention, desto häufiger sind tatsächlich messbare Effekte zu erwarten. Gerade in diesen Bereichen fanden die Autoren auch einzelne Positivbeispiele. Man muss aber schon zum Schluss kommen, dass auch die Präventionsforschung zeigt, dass gut gemeint nicht gut gemacht ist.

Grundsätzlich sind damit in der Forschung zu Schutzkonzepten verschiedene Aspekte nicht oder wenig sichtbar. Aufgrund des Mangels an Ressourcen für die Evaluierung von Schutzkonzepten sowie fehlender Verbindungen zwischen Wissenschaft und Praxisbereich finden viele Maßnahmen vermutlich ohne Evaluation statt. Es ist auch anzunehmen, dass es einiges an Publikationen zu Schutzkonzepten in nicht peer-reviewten und nicht englischsprachigen Zeitschriften gibt, da es an Zeitschriften fehlt, die Publikationen zu Schutzkonzepten annehmen und qualitative Forschungsformate, die für einige Fragestellungen der Evaluation von Schutzkonzepten gut genutzt werden können, bei der Akzeptanz in Zeitschriften im Nachteil sind.

Weiterhin zu beachten ist das Problem der Vergleichbarkeit und Anschlussfähigkeit von Forschungsergebnissen zu Schutzmaßnahmen. Hier spielt zum Beispiele eine Rolle, dass verschiedene Studien unterschiedliche Metriken verwenden, aber auch, dass es keine einheitliche Definition von Schutzkonzepten gibt, die weltweit gilt, sondern es in den einzelnen Ländern eine unterschiedliche Praxis zu Schutzkonzepten und verschiedene rechtliche Regelungen gibt.

Wie bereits ausgeführt, wird in der Evaluation von Präventionsmaßnahmen sehr häufig ein Anstieg von Wissen abgefragt, weil dies relativ leicht umzusetzen ist. Ein Problem ist aber, dass ein Mehr an Wissen nicht immer dazu führt, dass konkret auch mehr Handlungskompetenz besteht, dies ist der sogenannte „knowledge behavior gap“ (Lücke/Unterschied zwischen Wissen und Verhalten). Viele Präventionsmaßnahmen zielen darauf ab, Wissen zu vermitteln, oft wird dieses Wissen aber nicht verhaltensrelevant. Die zentrale Frage ist ja, ob ich in Präventionsmaßnahmen gelerntes Wissen in der Praxis umsetzen kann. Techniken wie Rollenspiele oder gar Vor-Ort-Tests mit Schauspielern können hier effektivere Ergebnisse erbringen als allein Befragungen. Da Mädchen mit geistiger Behinderung eine besondere Risikogruppe für sexualisierte Gewalt darstellen, hat die Rostocker Arbeitsgruppe um Reis (2022), in einer BMBF-geförderten Interventionsstudie an 106 8–12-jährigen Mädchen mit leichter geistiger Behinderung ein komplexes Training, auch mit Rollenspielen, durchgeführt, wie sie sich bei potenziellen Übergriffen verhalten können. Die Ergebnisse der Wissensvermittlung wurden durch eine spielerische Situation, durch mündlichen Bericht, aber auch durch Rollenspiel und ein in situ Test überprüft. Die Mädchen in der Präventionsgruppe zeigten signifikante Verbesserungen im Wissen über entsprechende Gefahren im Vergleich zur Kontrollgruppe. In ihrem Verhalten zeigten sich jedoch keine signifikanten präventiven Effekte, und sie konnten sich in manipulativ übergriffigen Situationen gegenüber dafür trainierten Schauspielern nicht besser wehren bzw. für ihre Rechte einstehen als die Probandinnen aus der Kontrollgruppe. Diese aufwendige Studie war von der Ethikkommission der Universität Rostock genehmigt worden, da davon ausgegangen werden konnte, dass die allgemein informierten Mädchen durch den Verhaltenstest nicht stärker belastet wurden als ohnehin im Alltagsleben, während der Erkenntnisgewinn, den die Studie für zukünftige Präventionsbemühungen versprach, ein erheblicher war. Evaluation, die also nur auf Wissenszuwachs abzielt, läuft Gefahr, dass hier Wirksamkeit bewiesen wird, die real gar nicht vorhanden ist, weil keine Übertragung des neu erworbenen Wissens in die Praxis stattfindet.

Hierzu passt die Erkenntnis, dass viele Präventionsmaßnahmen eher an die gute Absicht, als an eine konkrete Wirkung gekoppelt ist und Prävention bereits häufig dann als positiv beurteilt wird, wenn es belegbar gelingt Wissen zu vermehren, Risikofaktoren zu reduzieren und Schutzfaktoren aufzubauen (Kindler 2022).

**Fazit**
In der Präventionsforschung zu sexualisierter Gewalt gibt es bisher nur wenig messbare Ergebnisse und zahlreiche Hürden. Zukünftig notwendig ist deshalb die Vereinheitlichung von Begriffen und Maßnahmen, die Entwicklung von Evaluationsmethoden sowie mehr Verbindungen zwischen Forschung und Praxis.

## Literatur

Gautschi J, Lätsch D (2024) The effectiveness of interventions to prevent and reduce child maltreatment in high-income countries: an umbrella review. Child Abuse Negl Jul;153:106845. https://doi.org/10.1016/j.chiabu.2024.106845

Kindler H (2022) Prävention von sexuellem Missbrauch – Möglichkeiten und Grenzen. Fachtext im Online-Kurs „Sexualisierte Gewalt gegen Kinder und Jugendliche – Grundlagen, Prävention und Intervention"

Reis O, Häßler F, Daubmann A, Chodan W (2022) Knowledge hardly translates to reality - A randomized controlled trial on sexual abuse prevention for girls with intellectual disabilities. Frontiers in psychiatry

# Herausforderungen für Führungs- und Leitungskräfte bei der Initiierung und Aufrechterhaltung von Schutzprozessen

4

Jörg Michael Fegert, Peter Beer, Ulrike Hoffmann, Hans Zollner und Michael Kölch

**Inhaltsverzeichnis**



## 4.1 Einführung

Safeguarding in Institutionen stellt für alle Leitungskräfte ein relevantes Thema dar, da wissenschaftliche Untersuchungen (Witt et al. 2019; Witt et al. 2022) deutlich machen, dass es in allen institutionellen Kontexten zu (sexualisierter) Gewalt kommen kann. In Deutschland wurde im Rahmen des neu gegründeten Deutschen Zentrums für psychische Gesundheit in einer Kooperation zwischen dem Zentralinstitut für seelische Gesundheit in Mannheim und der Uniklinik in Ulm


J. M. Fegert (✉) · U. Hoffmann
Klinik für Kinder- und Jugendpsychiatrie, Universitätsklinikum Ulm, Ulm, Deutschland
E-Mail: Joerg.fegert@uniklinik-ulm.de

U. Hoffmann
E-Mail: ulrike.hoffmann@uniklinik-ulm.de

P. Beer · H. Zollner
IADC – Institute of Anthropology. Interdisciplinary Studies on Human Dignity and Care, Pontifical Gregorian University, Rom, Italien
E-Mail: beer@unigre.it







J. M. Fegert et al. (Hrsg.), *Safeguarding – Grundlagen in Forschung und Praxis*, Forschung und Debatten zu Safeguarding,
https://doi.org/10.1007/978-3-662-73156-7_4

eine repräsentative Erhebung mit einem Oversampling in der jüngsten Erwachsenengruppe durchgeführt (Dreßing et al. 2025). Dieses Oversampling bei den 18–29-Jährigen folgt der Empfehlung der UN für den Indikator 16.2.3 „sexueller Missbrauch von Kindern und Jugendlichen“ zum Nachhaltigkeitsziel 16.2 „End abuse, exploitation, trafficking and all forms of violence against and torture of children“. Bei einem regelmäßigen Monitoring sollen sich Länder insbesondere auf diese jüngste Erwachsenengruppe konzentrieren, da diese schon weitgehend die jüngsten Entwicklungen abbildet. Hier fällt insbesondere die Zunahme von Übergriffen und Grenzüberschreitungen im Netz auf, aber auch Institutionen sind mit einem besonders erhöhten Risiko für (sexuelle) Übergriffe behaftet. Dies trifft insbesondere dann zu, wenn dort ohnehin schon belastete und vortraumatisierte Kinder betreut werden, wie etwa in der stationären Jugendhilfe oder in der Kinder- und Jugendpsychiatrie. Institutionen bieten also sowohl durch ihr Handlungsfeld als auch durch die dort übliche Nähebeziehung mit Abhängigkeiten Gelegenheitsstrukturen für potenzielle sexuelle Übergriffe. Strategien von Tätern und Täterinnen speisen sich häufig aus Bestandteilen der Berufsrolle, die von betroffenen Kindern erwartet werden kann. So nutzen Tatpersonen aus den Heilberufen z. B. medizinisch unnötige Untersuchungen im Genitalbereich und begründen diese Kindern gegenüber damit, dass sie ein Teil der Krankenbehandlung seien. Dem gegenüber können Priester, ähnlich wie Ärzte, das Ansehen ihrer Position und die Vertrauensstellung, die sie in unserer Gesellschaft genießen, Kindern gegenüber dahingehend ausnutzen, dass sie bestimmte Handlungen als Gottes Willen bezeichnen, da Gott durch sie spreche oder gar sakramentale Handlungen und deren besonders geschützten Rahmen für die sexuelle Ausbeutung von Kindern nutzen. Es handelt sich dabei also nicht um unterschiedliche Formen der sexuellen Ausbeutung, sondern um unterschiedliche Ausprägungen von Täterstrategien, die oft zu erstaunlichen Parallelen führen können. Um im Beispiel zu bleiben, wurden betroffene Kindern in der Medizin häufig auf die ärztliche Schweigepflicht verwiesen und ihnen fälschlicherweise erklärt, sie dürften nichts über diese Handlungen erzählen, während bei Missbrauch im Kontext der Beichte ein gewisses Vorverständnis vom Beichtgeheimnis bei den Kindern genutzt wurde, um ihnen zu suggerieren, was der Täter mit den Kindern im Beichtstuhl gemacht habe, sei ein besonderes Geheimnis, über das nicht geredet werden darf. In beiden Fällen wurden also Handlungen, die schützen sollen, in ihr Gegenteil verkehrt.

Führungskräfte haben bei der Umsetzung von Schutzmaßnahmen gegen (sexualisierte) Gewalt wichtige Funktionen. Zum Ersten kennen sie die Spezifika ihres Arbeitsfelds und damit das Gewand der institutionellen Autorität, in das sich

H. Zollner
E-Mail: iadc-dir@unigre.it

M. Kölch
Klinik für Psychiatrie, Neurologie, Psychosomatik und Psychotherapie im Kindes- und Jugendalter Universitätsmedizin Rostock, Rostock, Deutschland
E-Mail: Michael.Koelch@med.uni-rostock.de

Täter und Täterinnen hüllen können. Gerade bei einer notwendigen Risikoanalyse der Gefährdungsstrukturen in Institutionen ist ihr Wissen aus Leitungspositionen zentral für die Entwicklung von Schutzkonzepten und die Initiierung eines Schutzprozesses. Führungs- und Leitungskräfte kennen auch am ehesten die jeweilige, möglicherweise belastete Vorgeschichte der Institution, zumindest aus der Aktenlage oder über Beschwerden und Hinweise, die sie erhalten haben. Ist hier früher oder im Vorfeld, z. B. auch von Vorgängern und Vorgängerinnen, offensichtlich nachlässig und/oder falsch gehandelt worden, sind Führungskräfte stets auch in einem Loyalitätskonflikt gegenüber bisherigen Leitungspersonen. Es handelt sich also um ein sehr emotionales Thema, das hohe Sensibilität von Führungskräften bei der Implementation von Maßnahmen erfordert. Dies leitet auf den zweiten Punkt über. Die Haltung der Leitungskraft zur Thematik des Schutzes von Kindern und Jugendlichen, aber auch die Haltung gegenüber Mitarbeitenden in schwierigen Situationen, wie etwa wenn ein Verdachtsfall innerhalb eines Teams aufkommt, ist die Basis für die Etablierung von Maßnahmen, um den Schutz von Kindern und Jugendlichen nachhaltig in einer Institution zu verankern. Die Bedeutung, die eine Führungskraft dieser Thematik beimisst, wird auch den Umgang der Mitarbeitenden mit diesem Thema bestimmen. Insofern spielt es eine entscheidende Rolle, ob das Thema seitens der Führung als ein Randthema oder als ein für die Konzeption der Institution im Umgang mit den schutzbedürftigen Minderjährigen zentrales Thema verankert wird. Die explizite Aussage, dass das Kindeswohl auch innerhalb einer Institution an erster Stelle steht, dass die Leitung dies als erste Verpflichtung sieht, hat Bedeutung für die Gesamthaltung in einer Institution.

Ein Beispiel aus dem Bistum Freiburg mag dies verdeutlichen. Als dort nach den Beschlüssen am Runden Tisch sexueller Kindesmissbrauch in Deutschland Führungszeugnisse bei Mitarbeitenden eingeholt werden sollen, ordnete der damalige Erzbischof an, dass dies nur für Neueinstellungen gelte und nicht für das Bestandspersonal, insbesondere auch nicht für die Personen in Leitungs- und Führungspositionen im Ordinariat. Der weitere Verlauf und eine spätere Aufarbeitungskommission haben gezeigt, dass genau diese Strukturen nicht über jeden Verdacht erhaben waren, sondern das falsche Signal, welches angeblich einen Generalverdacht vermeiden sollte, erwies sich später als ein klarer Hinweis auf strukturelle Gefährdungen. Wie bei allem braucht es also zur erfolgreichen Implementation von Schutzkonzepten und auch für eine längerfristige Safeguarding-Strategie in Institutionen eine Haltung der für Leitungsaufgaben und Führung in der Institution verantwortlichen Personen, die selbst bei allen Anforderungen, die sie an Mitarbeitende stellen, mit gutem Beispiel vorangehen müssen.

Führungs- und Leitungsaufgaben sind in den Bereichen pädagogischer, kultureller, klerikaler, sportlicher und sozialer Institutionen, wie sie sich z. B. Einrichtungen der Jugendhilfe, Kinderbetreuungseinrichtungen, Krankenhäuser oder Schulen darstellen, vielfältig und zum Teil sowohl was die formalen Zuständigkeiten angeht, wie auch in Bezug auf die Umfänge und Inhalte der Leitungsaufgabe, sehr unterschiedlich. Die Organisationsformen, Hierarchien, Größen und die Funktionen der Institutionen sind heterogen. Wenn sowohl die Aufgaben und die Organisationsformen in diesem Bereich stark variieren, so sind auch die von Führungskräften zu verantwortenden Bereiche, die Gestaltungsmöglichkeiten und ebenso die Ausbildung und Profession der Leitungskräfte sehr unterschiedlich. Dennoch besteht meist ein persönliches Abhängigkeitsverhältnis im eigenen Fortkommen von Leitungskräften.

Um sich als Leitungskraft mit dem Thema Kinderschutz in Institutionen auseinanderzusetzen, bedarf es angesichts dieser Heterogenität zunächst einer Reflexion über die eigene Organisation und die eigene Rolle in ebendieser. Denn Führungskräfte haben verschiedene persönliche „Stärken“ und „Schwächen“, die in ihrer Führungsrolle förderlich oder hinderlich sein können. Daher ist es Ziel dieses Beitrags, wichtige Grundlagen von Leitungsarbeit darzustellen, die Reflexion über die eigene Leitungsposition, das Verständnis und die Umsetzung von Führung anzustoßen, sowie Möglichkeiten der Projektumsetzung zu skizzieren. Dabei sollen auch persönliche Aspekte und Belastungen, die für Führungskräfte in dieser Thematik entstehen können, behandelt werden.

## 4.2 Reflexion der eigenen Leitungsrolle

### 4.2.1 Der Weg zur Leitungsfunktion - Ferne und Nähe zur Problematik Kinderschutz in Institutionen

Während Führungskräfte in Institutionen, die eine Geschäftsführung mit ökonomischem oder juristischem Hintergrund vorhalten, oft über verschiedene Ausbildungs- und Karriereschritte mittels Trainingsprogrammen und Führungskräfteschulungen gezielt zu Führungsaufgaben ausgebildet werden, zeigt sich in sozialen Institutionen wie Kindertagesstätten, dass Führungskräfte zum Teil ihre Rollenübernahme als Leitung eher so empfinden, dass „man es plötzlich“ war (DJI 2014). Daraus könnte geschlossen werden, dass eine gezielte Ausbildung zu den spezifischen Aufgaben von Leitungskräften in der Wahrnehmung dieser Personen nicht ausreichend stattgefunden hat. Während es in jüngerer Zeit, z. B. an Universitätskrankenhäusern klare Führungskräfte-Entwicklungsprogramme gibt, ist die Vermittlung solcher Leitungs- und Führungsfähigkeiten als Vorqualifikation vor der Berufung in ein bestimmtes Amt in Bereichen, in denen eher der Eindruck vermieden wird, Karriere machen zu wollen und eher betont wird, wie wichtig einem die Basisarbeit und der demütige Dienst am Nächsten ist, besonders schwierig, gezielt die für Leitungsaufgaben Auserwählten dafür vorzubereiten.

Aus diesen verschiedenen Zugangswegen zu Leitungsfunktionen ergeben sich unterschiedliche Herausforderungen, wie auch Stärken und Ressourcen. Leitungskräfte, die aus der direkten und praktischen Sozialen Arbeit oder dem Pastoral kommen, sind oftmals eng mit den möglichen Problemen im Umgang mit Kindern, Eltern, Gefährdungsaspekten etc. vertraut. Demgegenüber kann angenommen werden, dass Führungskräften, die einen ökonomischen oder juristischen Ausbildungshintergrund haben, diese Themen eher fern und zum Teil auch in der Bedeutung für die Institution nicht unmittelbar erschließbar sind. Leitungskräfte mit einem Managementhintergrund haben meist tiefgehende Kenntnisse über Organisationsformen, Projektorganisation, Umbau und Veränderung von Institutionen etc., der Mitarbeitenden mit einer Ausbildung im sozialen Bereich, im künstlerischen Bereich, im Sport oder in der Theologie oder in der Medizin oftmals fehlt. Sie haben damit mehr Kenntnisse über die Möglichkeiten und Instrumente in einer Institution ein Projekt zu verankern, Institutionsstrukturen zu verändern und Strategien zu implementieren.

Unter dem Aspekt, in der Institution Schutzkonzepte zu implementieren, sind für Führungskräfte Wissen und Kompetenzen in beiden Bereichen notwendig: sowohl fachlich-inhaltliche die sich v. a. aus der direkten praktischen Arbeit ergeben, als auch organisatorische Kenntnisse. Zusätzlich sind allgemeine Kompetenzen im Bereich von Führungskultur und Leitbildentwicklung, im Zeitmanagement, in Delegationsmöglichkeiten, in der Intervision sowie in der Erfolgskontrolle eigener Aktivitäten notwendig.

### 4.2.2 Analyse der eigenen Rolle vor dem Hintergrund der Organisationsform

Mintzberg (2010) hat versucht, die verschiedenen Formen, welche Leitungen in Institutionen ausüben, zu analysieren, er nennt es die „unzähligen Formen des Managens". Entscheidend ist, dass niemals ein Faktor allein letztlich die Tätigkeit der Führungsperson bestimmt, sondern sie zwischen verschiedenen Funktionen aufgrund verschiedener Umfeldfaktoren (wie z. B. dem äußeren Umfeld, dem situativen Umfeld in der Arbeit, aber auch dem persönlichen Umfeld und der Erfahrung) ständig wechselt. Sich dieser Vielfältigkeit der Rollen und Beeinflussungen der eigenen Rolle durch situative Gegebenheiten bewusst zu sein, sie aber auch gezielt zu analysieren und Schwerpunkte zu setzen, ist wiederum die aktive Rolle des Führens.

Je nach vorliegender Organisationsform gestalten sich die eigene Rolle, der Führungsstil und die Aufgaben unterschiedlich.

Gerade im sozialen Bereich gibt es eine Vielzahl an Organisationsformen, von der Kleinsteinrichtung, die eigenständig fungiert, bis hin zu großen Dachverbänden der Jugendhilfe, von einzelnen Kliniken, bis hin zu den großen privaten oder in öffentlicher Trägerschaft stehenden Klinikverbünden (Debatin et al. 2010). Schulen stellen eine gewisse Sonderform dar, da sie meist in direkter Linie der Organisationsform von Schulverwaltungen gegliedert sind. Innerhalb komplexer Organisationsformen kann es eine Vielzahl von Führungs- und Leitungspersonen geben, deren Leitungsaufgaben sehr spezifisch einen Bereich betreffen können, die aber auch übergeordnete und/oder übergreifende Aufgaben wahrnehmen. Als Beispiel sei ein Einrichtungsleiter genannt, der zwar Personalverantwortung für die unmittelbaren praktischen Aspekte der Personalführung (wie z. B. Dienstplan) in seiner Einrichtung hat. Da aber seine Einrichtung Teil einer größeren Organisation ist, trägt hinsichtlich Personalentscheidungen eine Personalabteilung die Verantwortung und übernimmt in diesem Bereich auch die Leitung (z. B. Arbeitszeugnis oder formale Abmahnung). In einer Klinik z. B. kann zwar ärztlich eine inhaltliche Weisung an den Pflege- und Erziehungsdienst erfolgen, jedoch aus hierarchischer Sicht (also Personalentscheidungen, Verteilung von Personalressourcen etc.) ist dies die Aufgabe einer Pflegeleitung und nicht Bestandteil der ärztlichen Leitungsaufgabe. In Sportvereinen oder im musikalischen, kulturellen Bereich haben Trainerinnen/Trainer, Leitungspersonen, Führungskräfte häufig auch eine besonders charismatische Rolle, die sich aus ihren früheren eigenen Leistungen oder aus ihrer Position im Sport, oder als herausragender Schauspieler, Musikerin etc. ergibt. Ähnliches gilt für charismatische Seelsorger.

Je komplexer die Organisation und je geringer die Weisungskompetenz der Führungskraft ist, desto schwieriger wird eine Implementation von Schutzkonzepten durchzusetzen sein. Dies heißt aber nicht, dass eine streng hierarchische Struktur garantiert, dass ein solches Konzept in der Institution tatsächlich implementiert wird. Vielmehr besteht hier die Gefahr, dass ein Konzept zwar formal besteht, jedoch nicht gelebt und im Alltag umgesetzt wird. Gründe können Widerstände auf nachgeordneten Ebenen sein, die sehr vielfältige Ursachen haben können, aber auch die fehlende Kommunikation der Bedeutung des Konzepts, oder aber eine unzureichende Entwicklung einer grundsätzlichen Haltung zu sensiblen Themen in der Institution. Deshalb ist entscheidend, dass neben der unabdingbaren formalen Klärung der Organisationsstruktur und Verortung eines Projekts in dieser (inklusive der Definition der Verantwortlichkeit), partizipative Elemente in das Projekt mit aufgenommen werden, damit auf mögliche Widerstände reagiert bzw. diese möglichst antizipiert werden können.

Jede Leitungskraft muss sich bei der Implementation eines Projekts fragen, welche anderen Leitungskräfte, welche Vorgesetzten einzubeziehen sind und wo, bzw. an welcher Stelle eine Zuständigkeitsklärung notwendig ist. Dazu gehört auch die Bewertung/Einschätzung, wo ggfs. die eigene Weisungsbefugnis endet, wo weitere Stellen, wie die Personalabteilung, die Rechtsabteilung oder die Arbeitnehmervertretung einzubeziehen sind. Neben der formalen Analyse der eigenen Stellung innerhalb der Institution ist auch eine Analyse notwendig, welche Widerstände inhaltlich wie formal erwartet werden müssen. Dabei handelt es sich um eine sehr komplexe Analyse, da sich im Rahmen von Projekten, insbesondere solchen, die ein emotionales Thema behandeln, Widerstände ergeben können, die unter Umständen mit dem Projekt gar nichts zu tun haben, sondern das Projekt nur der Stellvertreter für eine bis dato nicht offen geäußerte Unzufriedenheit oder Verunsicherung darstellt. Dies ist gerade in Institutionen mit sozialem Hintergrund möglich.

**Beispiel 1**
In einer Klinik für Kinder- und Jugendpsychiatrie besteht ein Teil der Mitarbeitenden aus langjährigen Kräften, ein Teil ist aufgrund Altersfluktuation neu hinzugekommen, auch auf der zweiten Führungsebene (Oberarzt). Dadurch entstehen neue Schwerpunkte, diagnostische und therapeutische Herangehensweisen verändern sich. Dies führt zu großer Verunsicherung bei den bisherigen Mitarbeitenden, die die Veränderungen zum Teil als unnötig, zum Teil als bedrohlich empfinden.

Die gleichzeitig angestoßene Erarbeitung eines Verhaltenskodex wird von diesen dann zusätzlich im Rahmen der Umorganisation als Belastung und Verunsicherung empfunden. Ausdruck dieser Verunsicherung ist dann, dass z. B. von Mitarbeitenden des Pflege- und Erziehungsdienstes gefragt wird, ob sie Kinder überhaupt anfassen dürfen, bis dahingehend, ob sie bei einer akuten fremdgefährdenden Aggression eines Kindes dieses dann nicht lieber davonlaufen lassen sollen, als es zu fixieren. Bei genauer Analyse der Situation wird deutlich, dass im Rahmen der Veränderungen insgesamt eine hohe Verunsicherung entstanden ist, die sich nun an diesem Punkt äußert und eher bedingt, dass eine generelle Verständigung über Standards in Diagnostik und Therapie in der Institution mit allen Beteiligten herbeigeführt werden muss.

**Beispiel 2**
In einer Schule wird durch Ministerialerlass eingefordert, ein Schutzkonzept zu implementieren. Dafür werden Materialien, Fristen und entsprechende Schritte zur Umsetzung vorgegeben. Die Leitung der Schule gibt diese an einzelne, für Jahrgangsstufen zuständige Lehrkräfte weiter, welche die Notwendigkeit für ein solches Konzept nicht erkennen. In den Jahrgangsstufen werden die Materialien, die mit entsprechenden Checklisten versehen werden, von den zuständigen Lehrkräften bearbeitet. In der angegebenen Frist werden somit die formalen Anforderungen erfüllt, auf einem Elternabend eine kurze Information an die Eltern gegeben und die Unterlagen an die Schulverwaltung zurückgesendet. Aber ein Konzept, das die Lehrkräfte, Schülerinnen/Schüler und Eltern einbezieht, ist nicht entstanden.

**Beispiel 3**
In einer ehrenamtlichen Organisation soll der Debatte um Schutzkonzepte Rechnung getragen werden. Im Vorstand, vorwiegend bestehend aus Kommunalpolitikern und -politikerinnen, fühlt sich aber niemand für diese Fragestellung kompetent und eigentlich will sich auch niemand damit beschäftigen. Es wird die Einsetzung einer „Missbrauchsbeauftragten" beschlossen und dafür in der Verwaltung eine 25 % Aufstockung einer Sozialarbeiterstelle geschaffen. Mit großem Eifer verfasst die Sozialarbeiterin Leitlinien, die auch vom Vorstand verabschiedet werden, die dann aber schnell in Vergessenheit geraten und lokal in der Arbeit der einzelnen Gruppierungen nicht umgesetzt werden. Die Missbrauchsbeauftragte erlebt sich als „zahnloser Tiger" und überlegt, das Mandat zurück zu geben.

**Beispiel 4**
In einer kirchlichen Zentralverwaltung sollen Regelungen eingeführt werden, die die notwendigen verwaltungstechnischen Grundlagen dafür schaffen, Anzeigen von Missbrauch transparent und nachvollziehbar zu bearbeiten, sowie die diesbezügliche Compliance zu verankern. Diese Regelungen, die die Aktenführung, das Kommunikationsverhalten und die Prozessabläufe betreffen, stoßen auf große Widerstände. Sie resultieren zu einem nicht unwesentlichen Teil aus dem kirchlichen Selbstverständnis, das sich in dem Motto fassen lässt: „Wir sind für die Menschen da, nicht für die Akten." – wobei der Begriff „Akten" als Teil für das Ganze der Verwaltung

steht. Allgemein verbindliche Verwaltungsregeln und Vorschriften werden des Öfteren als in Widerspruch zum seelsorglichen Handeln stehend gesehen, das auf die unmittelbare zwischenmenschliche Begegnung und deren Individualität ausgelegt ist. Der Gedanke, dass Verwaltung und die dazugehörigen Regelungen zu nachhaltig gerechten zwischenmenschlichen Begegnungen beitragen, liegt hier eher fern.

Die genannten Beispiele verdeutlichen, dass es grundsätzlicher Kenntnisse in der Organisation von Veränderungen in Institutionen bedarf, auch bei der Gefährdungsanalyse und der Implementation von Schutzkonzepten. Es reicht nicht, Spezialistinnen/Spezialisten für diesen Bereich einzustellen oder zu motivieren (z. B. sogenannte Missbrauchsbeauftragte), sondern Hierarchie, Organisation und Macht in der Institution müssen hinter diesen Veränderungen stehen. Es muss auch Sanktionsmöglichkeiten geben. Im Schweizer Sport wurde z. B. die generelle Bewilligung von Bundesmitteln an Vereine an die Einhaltung entsprechender ethischer Standards und die Auseinandersetzung mit Themen wie Doping oder sexuelle Übergriffe im Sport gebunden (siehe https://www.swissolympic.ch/verbaende/werte-ethik/ethik-charta.html).

### 4.2.3 Rechtliche Aspekte von Leitung im Kontext der Entwicklung von Schutzkonzepten

Leitungsverantwortung bedeutet Verantwortungsübernahme für die zu verantwortende Institution. Eine nicht ausreichende Wahrnehmung einer Leitungsaufgabe kann, rechtlich formuliert, ein organisatorisches Verschulden zur Folge haben, sollte innerhalb einer Institution ein Vorkommnis stattfinden, das durch die bessere Wahrnehmung von Leitungsaufgaben mit dementsprechenden von der Leitung geschaffenen Strukturen verhindert hätte werden können. Die Prüfung der eigenen Zuständigkeiten und Verantwortlichkeiten ist also auch von arbeitsrechtlicher Konsequenz. Stellt eine Leitungskraft fest, dass sie für ein im eigenen Bereich möglicherweise auftretendes Problem nicht unmittelbar zuständig ist, so ist es ihre Aufgabe, diese Information über möglicherweise notwendige Veränderungen an die zuständige Stelle oder die nächste Hierarchiestufe weiterzugeben.

### 4.2.4 Besondere Aspekte von Führungskräften in sozialen Berufsfeldern

Im Feld von Einrichtungen der Jugendhilfe, Kindergärten/-tagesstätten, Schulen und Kliniken können, wie bereits beschrieben, besondere Konstellationen hinsichtlich der Teamstruktur und auch der Leitungsposition bestehen. Je nach Einrichtung sind hier zum Teil Teams gewachsen, aus denen heraus eine Person Leitungsaufgaben übernommen hat, die jedoch auch eine hohe emotionale Nähe und langjährige persönliche Beziehung zum Team haben kann.

Teams in sozialen Berufsfeldern können in ihrer Arbeit sehr konsensorientiert sein, d. h. eine Entscheidung wird so getroffen, dass alle mit ihr einverstanden sind, oder aber sehr demokratisch, d. h. Entscheidungen werden als Mehrheitsentscheidungen getroffen. In der Hilfeplanung z. B. hat sich die Konsensorientierung mit gutem Grund als ein Merkmal der Zusammenarbeit etabliert, weil durch den Aushandlungsprozess eine hohe Adhärenz aller Beteiligten an der Entscheidung resultiert. Umgekehrt kann eine solche Grundhaltung in konkreten Verdachtsfällen oder bei Gefährdungsanalysen der eigenen Institution dazu führen, dass Bereiche „ausgeblendet“ werden.

Ein weiteres Merkmal sozialer Einrichtungen ist, dass es immer um Arbeit mit Minderjährigen und ihren Familien geht, d. h. neben professionellen Aspekten wie der Ausbildung und Kompetenz hinsichtlich der Aufgaben auch um emotionale und zwischenmenschliche Aspekte in der Arbeit mit dem Klientel. Emotionalität, Vertrauen, Vorbildaspekte, aber auch Belastbarkeit sind solche „weichen“ Faktoren, die nicht unerheblich die Arbeit dieser Teams prägen.

Dazu kommt, dass in diesen Berufen den Mitarbeitenden vielfältig auch sehr intime Details von Kindern, Jugendlichen und ihren Familien bekannt sind. Es ergibt sich also eine (asymmetrische) Nähe zu den betreuten Personen. Gerade beim Thema Kinderschutz, Misshandlung und Missbrauch in Institutionen kann es bei Mitarbeitenden rasch zu einem gefühlten „Generalverdacht“ kommen, die dadurch in der direkten Arbeit mit den Kindern und Jugendlichen extrem verunsichert werden. Es kann z. B. zu Fragen kommen, ob man ein Kind noch in den Arm nehmen darf, wenn es getröstet werden möchte. Dadurch kann ein gesamtes pädagogisches Konzept, das natürlich emotionale Zuwendung für die Kinder und Jugendlichen als essentiellen Bestandteil haben muss, ins Wanken gebracht werden.

Unter dem Aspekt Kinderschutz können diese Konstellationen dann in einem konkreten Fall von z. B. sexuellem Missbrauch stark belastend sein und fordern die Leitungsperson besonders heraus. Einerseits wird die Leitungsperson unter Umständen mit einem hohen Loyalitätsdruck eines (womöglich sehr kleinen) Teams konfrontiert, andererseits besteht selbst evtl. eine hohe Loyalität zum Team aufgrund der eigenen Arbeitsbiographie. Hinzu kommen Verpflichtungen externen Personen gegenüber, wie etwa Eltern, die Aufklärung fordern, oder ggfs. Vorwürfe machen. Nicht zu unterschätzen ist zudem die Öffentlichkeitswirkung und mögliche Presseaktionen, die die durch die Leitungskraft verantwortete Institution betreffen können. Geschäftsführungen können in solchen Situationen Druck auf Leitungskräfte ausüben, um möglichst rasch Aufklärung nach außen darstellen zu können (siehe oben: organisatorisches Verschulden). Diese Gefahren und das Gefühl „sich zwischen den Stühlen“ zu befinden, sollte eine Leitungsperson sich zumindest als eine mögliche Konstellation gerade bei kritischen Fällen vergegenwärtigen. Die stringente Reflexion und Analyse der eigenen Aufgabe und Verantwortung und die Klärung, was das Primat des Handelns ist, nämlich der Kinderschutz und die Einhaltung der rechtlichen Rahmenbedingungen, wird im Prozess immer wieder nötig sein.

Einen gewissen Sonderfall, wenn doch auch im weiteren Sinne zu den Führungskräften in sozialen Berufsfeldern gehörig, stellen die Personen in Führungsverantwortung im kirchlichen Kontext dar. Bei ihnen kommt hinzu, dass sie aufgrund des relativ beschränkten und klar abgrenzbaren kirchlichen Milieus (z. B. einer Diözese) aus dem sie stammen, nicht selten eng miteinander verknüpfte Bildungsbiographien haben. Teilweise schon seit der Schul- und Ausbildungszeit nicht nur untereinander, sondern auch mit denen, die sie führen, miteinander bekannt, haben sie alle miteinander einen mehr oder weniger großen Grad an Vertrautheit, der sich zusätzlich nicht zuletzt auch aus früheren gemeinsamen Einsatzorten und Fortbildungsmaßnahmen ergibt. Stärken und Schwächen sind so fast zwangsläufig wechselseitig kein Geheimnis, was dann auch zu einer gewissen Zurückhaltung im Blick auf die Thematisierung von problematischem Verhalten führen kann; besteht doch immer die „Gefahr", dass der oder die Kritisierte zum „Gegenschlag" im Rückgriff auf vormaliges problematisches Verhalten des Kritisierenden ausholt. Ob in einem solchen Kontext die Entwicklung einer angemessenen Fehlerkultur immer gelingt, darf als fraglich gelten.

## 4.3 Planung und Durchführung von Projekten

### 4.3.1 Zeitmanagement

Ein entscheidender Aspekt und mit die größte Herausforderung an Leitungskräfte ist das Zeitmanagement. Bei der Umsetzung eines Projekts wie der Durchführung einer Gefährdungsanalyse und der Implementation von Schutzkonzepten wird der Zeitfaktor wie bei allen größeren Projekten andauernd eine Rolle spielen. Hat die Leitungskraft genügend Zeitressourcen, um das Projekt selbst durchzuführen? Ist für das Projektteam genügend Zeit eingeplant? Ist langfristig zur Kontrolle der Ergebnisse und Veränderungen bzw. Evaluation und notwendigen späteren Korrekturen Zeit in der Zukunft eingeplant? Nachdem Zeit kaum teilbar ist, wird im Arbeitsleben nie „genügend" Zeit vorhanden sein. Insofern ist im Sinne des Zeitmanagements wichtig, zu hierarchisieren und einzuteilen:

- Wie wichtig ist mir und der Institution die Aufgabe?
- Wie dringend ist die Aufgabe?

Wenn sie dringend und wichtig ist, wird kein Weg darum herumführen, sich – oder einem Team – diese Zeit verfügbar zu machen. In den allermeisten Fällen bedeutet dies, andere Aufgaben zurückzustellen, sich ggfs. auch von zwar gewohnten, aber nicht mehr sehr wichtigen Aufgaben zu trennen, bzw. diese an andere zu delegieren. Auch die strukturierte Abarbeitung der Aufgaben, das Zeitmanagement der Arbeitsabläufe (mit entsprechender Terminstruktur und inhaltlicher Struktur z. B. von Besprechungen) ist ein entscheidender Faktor, um knappe Zeit effektiv zu nutzen. Konkret ist es also eine Herausforderung an eine Leitungsperson, wenn sie ein Projekt wie die Gefährdungsanalyse und den Aufbau von Schutzkonzepten durchführt, ggf. ganz bewusst eine andere Aufgabe dafür zu delegieren oder zurückzustellen. Deshalb ist auch eine realistische Einschätzung, wie viel Zeit ein Projekt beanspruchen wird entscheidend, ebenso, wie diese Zeit und die Projektdauer sich ggf. visuell festzulegen, um sie sowohl sich selbst, aber auch anderen kommunizieren zu können.

### 4.3.2 Projektorganisation

Eine Kernkompetenz von Führungskräften stellt die Identifikation und Auswahl wichtiger Themen und Agenden für die Organisation dar. Eine weitere Kernkompetenz ist es, geeignete Personen für bestimmte Aufgaben auszuwählen und diese Aufgaben zu delegieren. Aufgaben können an einzelne Mitarbeitende delegiert werden, oftmals, und insbesondere bei Aufgaben, die eine gesamte Organisation betreffen sollen, ist es aber sinnvoll, ein Projektteam mit einer solchen Aufgabe zu betrauen.

Ein grundlegendes Element der Projektorganisation ist es, Projektziele so zu definieren, dass diese auch den Mitarbeitenden klar und verständlichsind. Ziele müssen unterteilt werden in Unterziele, die wiederum eigene Arbeitspakete beinhalten. Zeitlich muss ein Projekt begrenzt werden (sonst ist es kein Projekt), ebenso die Teilprojekte. Weiterhin ist es notwendig, einbezogene Mitarbeitende und ggf. weitere Personen zu benennen, Aufgaben, Rollen und Verantwortlichkeiten zu definieren und die Einhaltung der Zeit sowie die Ergebnisse zu kontrollieren.

In der Planung eines Projekts ist die Auswahl der Mitarbeitenden entscheidend. In Teams sind auch besondere Eigenschaften und Kompetenzen der Mitarbeitenden zu berücksichtigen. Es kann durchaus Sinn machen, Mitarbeitende, die zwar nicht besonders innovativ sind, aber dafür stetig in der Hinterfragung von Ergebnissen, in ein Projektteam zu integrieren, da es damit z. B. gelingen kann, dass Projektergebnisse nachhaltiger sind, als sie es ohne Hinterfragung wären. Es gibt verschiedene Ansätze, wie man besondere Eigenschaften oder Kompetenzen von Mitarbeitenden analysieren oder beschreiben kann. Relativ bekannt ist das sogenannte Team Management System nach Margerison und McCann (Teuschner und Wagner 2008), welches zur Grundlage hat, dass für Projekte acht Domänen bedeutsam sind, die sich auch in den Präferenzen des Arbeitsstils der Projektmitarbeiten-den wiederfinden sollten:

- Promoten,
- Entwickeln,
- Organisieren,
- Umsetzen,
- Überwachen,
- Stabilisieren,
- Beraten,
- Innovieren.

Je nachdem, in welchem Bereich eine Mitarbeiterin/ein Mitarbeiter Stärken hat, so der Ansatz, wird die Person darin für das Projekt am meisten Gewinn bringen und selbst damit auch zufriedener sein. Ob man nun solche Analysen tatsächlich mit seinen Mitarbeitenden durchführt ist eine zweite Frage, sinnvoll bei der Projektplanung ist es aber auf jeden Fall, Mitarbeitende entweder sich selbst, oder ggf. auch durch die Leitungsperson dahingehend einschätzen zu lassen, welche Kompetenzen die jeweilige Person im Rahmen dieses Projekts mitbringt und diese dann auch gezielt zu fördern. Insofern ist es für Leitungspersonen auch wichtig, die Bedeutung von Personen zu kennen und anzuerkennen, die „unangenehmere" Rollen übernehmen wie z. B. den Ablauf des Projekts zu kontrollieren. Gerade im Rahmen etwa auch von Gefährdungsanalysen sind solche Rollen sehr nützlich, um vordergründig nicht sichtbare Schwachstellen bei einem Konzept zu erkennen.

## 4.4 Zusammenfassung

Leitungskräfte spielen bei der Etablierung von Maßnahmen zum Kinderschutz eine entscheidende Rolle. Diese wichtige Aufgabe ist für Leitungskräfte mit verschiedenen An- und Herausforderungen verbunden. Deshalb ist es sinnvoll, die eigene Funktion, Position und Rolle (z. B. beruflicher Hintergrund, Funktionen, Befugnisse, Rechte, Pflichten) im Kontext der eigenen Institution (Strukturen, Organisationsform, Größe, Handlungsfeld etc.) bewusst zu reflektieren. Daneben sind bei der Umsetzung von Schutzkonzepten Kompetenzen in der Projektplanung und -durchführung gefragt. Diesbezüglich sind vor allem ein gutes Zeitmanagement und eine durchdachte Projektorganisation zentral. Es bleibt eine fortdauernde Aufgabe für Leistungskräfte, schwierige Rollenkonstellationen in Bezug auf das eigene Tun zu reflektieren.

## Literatur

Debatin JF, Ekkernkamp A, Schulte B (2010) Krankenhausmanagement – Strategien, Konzepte, Methoden. Medizinisch-Wissenschaftliche Verlagsgesellschaft, Berlin

Deutsches Jugendinstitut/Weiterbildungsinitiative Frühpädagogische Fachkräfte (Hrsg) (2014) Leitung von Kindertageseinrichtungen. Grundlagen für die kompetenzorientierte Weiterbildung. WiFF Wegweiser Weiterbildung, Bd. 10. München

Dreßing H, Hoell A, Scharmann L, Simon AM, Haag AC, Dölling D, Meyer-Lindenberg A, Fegert JM (2025) Sexualisierte Gewalt gegen Kinder und Jugendliche. Eine bundesweite, auf Repräsentativität ausgelegte Befragung zu Prävalenz, situativem Kontext und den Folgen. Dtsch Arztebl Int 2025; 122:285–91. https://doi.org/10.3238/arztebl.m2025.0076

Klages M (2010) Personalmanagement. In: Debatin JF, Ekkernkamp A, Schulte B (Hrsg) Krankenhausmanagement – Strategien, Konzepte, Methoden. Medizinisch-Wissenschaftliche Verlagsgesellschaft, Berlin, S 103–131

Mintzberg H (2010) Managen (aus dem Amerikanischen von Nikolas Bertheau). GABAL Verlag, Offenbach

Swiss Olympic (o. D.) Die Ethik-Charta im Sport https://www.swissolympic.ch/verbaende/werte-ethik/ethik-charta.html. Zugegriffen: 24. Aug 2021, 26. Okt 2025

Tscheuschner M, Wagner H (2008) TMS – Der Weg zum Hochleistungsteam. Praxisleitfaden zum Team Management System nach Charles Margerison und Dick McCann, 2. Aufl. GABAL Verlag, Offenbach

Witt A, Brähler E, Plener PL, Fegert JM. Different Contexts of Sexual Abuse With a Special Focus on the Context of Christian Institutions: Results From the General Population in Germany. J Interpers Violence. 2022 Mar;37(5–6):NP3130-NP3151. https://doi.org/10.1177/0886260519888540. Epub 2019 Nov 27. PMID: 31771397

Witt A, Rassenhofer M, Allroggen M, Brähler E, Plener PL, Fegert JM (2019Sep) The Prevalence of Sexual Abuse in Institutions: Results From a Representative Population-Based Sample in Germany. Sex Abuse 31(6):643–661. https://doi.org/10.1177/1079063218759323. Epub 2018 Mar 5 PMID: 29502476

# Kinderschutzsensible Kompetenzen in Institutionen

5

Douglas Russell

## Inhaltsverzeichnis



## 5.1 Einführung

In den letzten 25 Jahren haben zahlreiche Untersuchungen gezeigt, dass sexueller Missbrauch und Gewalt in Institutionen vertuscht wurden. Dies macht die unbedingte Notwendigkeit von Schutzmaßnahmen und -praktiken sowie die wesentliche Rolle von Erwachsenen und der Gesamtgesellschaft beim Schutz von Kindern und vulnerablen Erwachsenen deutlich. Die Aufdeckung dieser Vertuschungen hat nicht nur dazu geführt, dass vielen Missbrauchsbetroffenen Gerechtigkeit widerfährt, sondern auch die systemischen Mängel und Risiken aufgezeigt, die es ermöglichten, dass die Missbrauchshandlungen lange Zeit fortbestehen konnten.

Der Titel des Beitrages lautet im Original „Safeguarding Capabilities in Institutions". Der Beitrag wurde für das Buch aus dem Englischen übersetzt von Ulrike Hoffmann & Elisa König.

D. Russell (✉)
Australian Catholic University, Melbourne, Australien
E-Mail: Douglas.Russell@acu.edu.au



J. M. Fegert et al. (Hrsg.), *Safeguarding – Grundlagen in Forschung und Praxis,* Forschung und Debatten zu Safeguarding,
https://doi.org/10.1007/978-3-662-73156-7_5

Die Auswirkungen von sexuellem Missbrauch sind tiefgreifend und weitreichend. Sexueller Kindesmissbrauch, insbesondere in einem institutionellen Setting, kann schwere körperliche, geistige und soziale Folgen für die Betroffenen haben. Körperliche Folgen können chronische Schmerzen, Magen-Darm-Beschwerden und gynäkologischen Probleme sein (Irish et al. 2010). Psychische Folgen sind höhere Risiken für die Entwicklung von Störungen wie Depressionen, Angstzuständen, posttraumatischen Belastungsstörungen (PTBS) und Essstörungen (Hailes et al. 2019). In sozialer Hinsicht haben die Betroffenen oft mit Beziehungsproblemen, schlechterem sozioökonomischen Status und einer höheren Wahrscheinlichkeit von Drogenmissbrauch zu kämpfen (Assini-Meytin et al. 2022).

Zusätzlich zu diesen Auswirkungen kann sich sexueller Missbrauch in einem religiösen oder spirituellen Kontext tiefgreifend auf den Glauben und das spirituelle Wohlbefinden der Betroffenen auswirken. Betroffene können eine Glaubenskrise, das Gefühl des Verrats durch religiöse Autoritäten und einen Verlust des Vertrauens in religiöse Institutionen erleben (Sicilia et al. 2024). Diese spirituellen Traumata können zu langfristigen emotionalen und psychischen Problemen führen, die den Heilungsprozess weiter erschweren.

Um sexuellen Missbrauch und seine negativen Folgen zu verhindern, haben viele Institutionen Strategien und Verfahren entwickelt, die darauf abzielen, solchen Vorfällen vorzubeugen, negative Folgen zu reduzieren und angemessene Maßnahmen einzuleiten, wenn sich Kinder nicht sicher vor Missbrauch und Gewalt fühlen. Dies allein reicht jedoch nicht aus, um sicherzustellen, dass die Interaktionen mit Kindern von einer institutionellen Kultur getragen werden, die auf einer kinderschutzsensiblen Haltung beruht. Ein wesentlicher Aspekt bei der Schaffung einer solchen Kultur besteht darin, dafür zu sorgen, dass die Führungskräfte, Mitarbeitenden und Ehrenamtlichen, die in der Institution tätig sind, über die erforderlichen Fähigkeiten verfügen, um Kinder zu schützen und angemessen zu reagieren, wenn diese sich nicht sicher fühlen oder unangemessenes Verhalten oder Missbrauch melden.

In diesem Kapitel wird die Bedeutung von kinderschutzsensiblen Kompetenzen dargestellt. Diese umfassen das Wissen, die Einstellungen, die Selbstwirksamkeit und die Handlungskompetenzen, die zum Schutz von Kindern und anderen gefährdeten Personen erforderlich sind. Kinderschutzsensible Kompetenzen umfassen Einstellungen und Verhaltensweisen, die in anderen Theorien und Rahmenwerken – sowohl spezifisch für die Prävention von sexuellem Missbrauch und die Entwicklung von Schutzkonzepten in diesem Bereich, als auch allgemeiner – zu finden sind und die eine gute Schutzkonzeptpraxis und Missbrauchsprävention unterstützen, wie z. B. Wissen über kontextbezogene Prävention (Firmin 2020), positive Einstellungen zum Schutz, Selbstwirksamkeit, um Maßnahmen zu ergreifen (Bandura 1997), und Bewusstsein für situative oder umweltbedingte Risiken (Smallbone et al. 2008). Diese Fähigkeiten sind wesentlich für die Schaffung von Bedingungen, die die Entwicklung eines sicheren Umfelds unterstützen und dabei helfen, Missbrauch vorzubeugen (Russell und Higgins 2025). Andere Forscherinnen und Forscher haben in verschiedenen Sektoren, in denen Erwachsene für den Schutz von Kindern verantwortlich sind, die Bedeutung kontinuierlicher Schulungen (Walsh et al. 2023), der Organisationskultur (Smith et al. 2017) und der Einbindung der Gesellschaft in wirksame Schutzmaßnahmen betont (Radcliffe et al. 2023). Kontinuierliche Schulungen stellen sicher, dass jede Person über die neuesten Schutzmaßnahmen Bescheid weiß, während eine unterstützende Organisationskultur ein Umfeld fördert, in der dem Schutz von Kindern und Jugendlichen vor sexualisierter Gewalt Priorität eingeräumt wird. Die Einbindung der Gesellschaft ist von entscheidender Bedeutung für die Schaffung eines sozialen Netzwerkes der Achtsamkeit und Unterstützung, damit Schutzmaßnahmen umfassend und wirksam sind.

Durch die Analyse dieser kinderschutzsensiblen Kompetenzen sollen Erkenntnisse und Strategien ermittelt werden, die auf breiterer Basis zur Verbesserung von Schutzkonzepten angewendet werden können. Dieses Buchkapitel enthält eine detaillierte Fallstudie, in der untersucht wird, wie sich kinderschutzsensible Kompetenzen innerhalb der katholischen Kirche je nach Funktion und Land unterscheiden. Dadurch wird aufgezeigt, wie innerhalb einer einzigen globalen Institution die Stärken und Verbesserungspotenziale variieren können und wie ein Wissen über diese Unterschiede Institutionen dabei unterstützen kann, kontinuierliche Qualitätsverbesserungsprozesse durchzuführen, um den Schutz von Kindern, Jugendlichen und vulnerablen Erwachsenen vor Missbrauch und Gewalt zu stärken.

## 5.2 Die Bedeutung von kinderschutzsensiblen Kompetenzen

In Institutionen, in denen Kinder und Jugendliche betreut werden, sind kinderschutzsensible Kompetenzen von Erwachsenen für den Schutz und das Wohlergehen von Kindern und Jugendlichen entscheidend. Diese Kompetenzen umfassen eine Reihe von Kenntnissen, Einstellungen und Fertigkeiten, die erforderlich sind, um sexuellem Missbrauch von Kindern und anderen Formen von Gewalt vorzubeugen und darauf zu reagieren. Die Forschung hat gezeigt, dass wirksame Schutzkonzepte für die Schaffung eines sicheren Umfelds für Kinder unerlässlich sind (Chambers et al. 2021), insbesondere in Einrichtungen, in denen sie anfällig für Missbrauch sind, wie z. B. religiöse Institutionen, Schulen, Gesundheits- und Sozialeinrichtungen und Sportvereine.

### 5.2.1 Kinderschutzsensible Kompetenzen verstehen

Mit kinderschutzsensiblen Kompetenzen sind Fähigkeiten gemeint, die erwachsene Personen benötigen, um Kinder und Jugendliche vor Übergriffen und Gewalt zu schützen und sie zu unterstützen, wenn es zu einem Übergriff gekommen ist. Zu diesen Fähigkeiten gehören das Wissen über situative Prävention, eine positive Einstellung zur Missbrauchsprävention und zur Handlungsfähigkeit von

Kindern und Jugendlichen, Selbstwirksamkeit oder Selbstvertrauen, um Maßnahmen zu ergreifen, sowie das Bewusstsein für Richtlinien und Verfahren und die Berücksichtigung der Organisationskultur (Russell und Higgins 2019). Diese vier nachfolgend beschriebenen Bereiche sind entscheidend, um sicherzustellen, dass Erwachsene in der Lage sind, sexuellen Missbrauch und Gewalt zu erkennen, zu verhindern und angemessen darauf zu reagieren.

**Sensibilität:** Dieser Bereich fokussiert sich auf das Verständnis der Führungskräfte, Mitarbeitenden und Ehrenamtlichen für die Schutzkonzeptmaßnahmen innerhalb ihrer Institution. Er betont sowohl das individuelle Wissen als auch die Rolle der Führungskräfte bei der Förderung einer kinderschutzsensiblen Kultur.

**Selbstwirksamkeit:** In diesem Bereich wird die Selbstwirksamkeit bzw. die Selbstsicherheit von Mitarbeitenden und Freiwilligen in ihre Fähigkeit bewertet, Schutzkonzepte umzusetzen. Dabei liegt der Schwerpunkt auf der Fähigkeit, Kinder und Jugendliche dabei zu unterstützen, erlebte Grenzverletzungen und Übergriffe anzusprechen und im Fall einer Gefährdung angemessen zu handeln.

**Haltungen:** In diesem Bereich werden die Überzeugungen von Mitarbeitenden und Ehrenamtlichen hinsichtlich ihrer fachlichen Rolle sowie der Rolle von Kindern, Eltern und Institutionen bei der Prävention von sexuellem Kindesmissbrauch untersucht. Der Bereich unterstreicht die Bedeutung der persönlichen Verantwortung (der Erwachsenen), proaktiver Präventionsmaßnahmen und der Unterstützung der Handlungsfähigkeit und Selbstbestimmung der Kinder.

**Wissen:** In diesem Bereich wird das Wissen von Führungskräften, Mitarbeitenden und Ehrenamtlichen für situative Präventionsstrategien zur Verringerung von Risikosituationen für Grooming und sexuellen Missbrauch bewertet. Dazu gehört auch das Wissen darüber, wie Kinder und Jugendliche, Kolleginnen und Kollegen sowie das soziale Umfeld über Schutzkonzepte und Schutzmaßnahmen aufgeklärt werden können.

### 5.2.2 Die Rolle von kinderschutzsensiblen Kompetenzen in Institutionen, die Kinder und Jugendliche betreuen

Institutionen, die Kinder und Jugendliche betreuen, bieten diesen die Möglichkeit zu wachsen, sich zu entwickeln und zu sozialisieren. Sie sind jedoch auch ein Umfeld, in dem Kinder und Jugendliche ein erhöhtes Risiko haben, sexuellen Missbrauch zu erleben (Higgins et al. 2016; Kaufman et al. 2016). Daher ist es unerlässlich, dass Erwachsene, die in diesen Einrichtungen arbeiten, über kinderschutzsensible Kompetenzen verfügen.

Die Forschung hat die Bedeutung von Schutzkonzepten für die Prävention von sexuellem Missbrauch von Kindern und Jugendlichen hervorgehoben (Russell und Higgins 2019). Die Royal Commission into Institutional Responses to Child Sexual Abuse in Australien (Commonwealth of Australia 2017) deckte systemische Mängel in verschiedenen Institutionen auf, was zur Entwicklung der National Principles for Child Safe Organisations (Australian Human Rights Commission

2018) führte (siehe auch den Abschnitt „Nationale Standards für kinderschutzsensible Institutionen in Australien"). Auf der Grundlage eines ressourcenbasierten Kinderrechteansatzes umreißen die dort formulierten zehn Grundsätze zehn Elemente, die als entscheidend für die Gewährleistung des Schutzes vor sexualisierter Gewalt in einer Institution angesehen werden. Zwei der Grundsätze (Nr. 5 und 7) betonen, wie wichtig es ist sicherzustellen, dass Erwachsene, die mit Kindern und Jugendlichen arbeiten, für diese Tätigkeit geeignet sind und von ihrer Institution dabei unterstützt werden, ihre kinderschutzsensiblen Kompetenzen weiterzuentwickeln.

- Personen, die mit Kindern und Jugendlichen arbeiten, sind fachlich geeignet und werden dabei unterstützt, das Wohlbefinden von und den Schutz von Kindern und Jugendlichen vor Gewalt in der Institution umzusetzen.
- Mitarbeitende und Ehrenamtliche werden durch kontinuierliche Weiterbildungen und Schulungen Sensibilität, Wissen und Handlungskompetenzen zum Schutz von Kindern und Jugendlichen vor sexualisierter Gewalt vermittelt.

Die Einführung rechtlich durchsetzbarer Standards für den Schutz von Kindern und Jugendlichen vor sexualisierter Gewalt in allen australischen Bundesstaaten und Territorien (Siehe z. B. die in Queensland entwickelten Child Safe Standards https://www.qfcc.qld.gov.au/childsafe/standards), die auch eine Schulung der Fachkräfte in Institutionen in Bezug auf Wissen, Handlungskompetenzen und Sensibilität beinhalten, war ein entscheidender Schritt, um die Entwicklung der Fähigkeiten von Mitarbeitenden und Ehrenamtlichen voranzubringen.

### 5.2.3 Kinderschutzsensible Kompetenzen in religiösen Einrichtungen

Vor allem religiöse Einrichtungen sind in Bezug auf ihre Vorgaben zum Schutz vor sexualisierter Gewalt einer eingehenden Prüfung unterzogen worden. Die hierarchische Struktur und die wahrgenommene Autorität religiöser Führungspersonen können ein Umfeld schaffen, welches das Risiko für sexuellen Missbrauch erhöht und die Wahrscheinlichkeit einer Meldung reduziert (Higgins 2002). Missbrauchsfälle in der katholischen Kirche und anderen religiösen Einrichtungen in der Vergangenheit haben die Notwendigkeit von Strategien, Verfahren und Fortbildungen unterstrichen, um sicherzustellen, dass jede Person in der Kirche über die notwendigen kinderschutzsensiblen Kompetenzen verfügt, um Kinder und Jugendliche und andere vulnerable Personen zu schützen. Darüber hinaus haben Erhebungen, die direkt mit Kindern und Jugendlichen durchgeführt wurden, Risikofaktoren und -situationen identifiziert, die diese als relevant für den Schutz vor sexualisierter Gewalt angegeben haben. Diese umfassen das Verhalten von Erwachsenen und Peers, Mangel an Macht und Mitsprache sowie eine zu geringe oder zu große Nähe zu Erwachsenen oder Peers in der Kirche (Russell et al. 2023).

Die katholische Kirche ist in verschiedenen Bereichen tätig, darunter Bildung, Gesundheit und Seelsorge. In den 1990er Jahren tauchten Berichte über sexuellen Missbrauch durch Kirchenmitglieder auf, was zu Untersuchungen weltweit führte. Diese Untersuchungen haben deutlich gemacht, dass kontinuierliche Maßnahmen zum Schutz von Kindern und vulnerablen Erwachsenen erforderlich sind. Ein wirksamer Schutz erfordert ein Wissen über die Kompetenzen und den Ausbildungsbedarf der gesamten Kirchengemeinschaft, vom Klerus über die kirchlichen Mitarbeitenden bis hin zu den Laien.

Zu den Maßnahmen, den Schutz vor sexualisierter Gewalt in der katholischen Kirche zu verbessern, gehören die Einrichtung unabhängiger Ansprechstellen, die kirchenrechtliche Anerkennung, dass Strukturen zum Schutz vor sexualisierter Gewalt notwendig sind und die Beschäftigung mit Fragen im Zusammenhang mit der Machtdynamik des Klerus. Das apostolische Schreiben des Vatikans aus dem Jahr 2019, Vos Estis Lux Mundi, beschreibt die Verfahren zur Untersuchung von Missbrauchsmeldungen und betont die Verantwortung aller Kirchenmitglieder, sexuellen Missbrauch zu melden. In der Aktualisierung von 2023 wurden diese Verfahren auf leitende Laien ausgedehnt und vulnerable Erwachsene als betroffene Personen einbezogen.

Unabhängige katholische Institutionen in verschiedenen Ländern, die sich mit dem Schutz vor (sexualisierter) Gewalt und der Etablierung von Schutzmaßnahmen beschäftigen, wie die Australian Catholic Safeguarding Limited (ACSL) und die Catholic Safeguarding Standards Agency (CSSA) im Vereinigten Königreich, bieten Rahmenvorgaben und Fortbildungen für katholische Einrichtungen an. Es besteht jedoch die Notwendigkeit, sich auf die erforderlichen Kompetenzen der Kirchenleitung, des Klerus, der für den Schutz verantwortlichen Personen und der katholischen Gemeinschaften (Laien) als Ganzes zu konzentrieren, um Schutzmaßnahmen wirksam umzusetzen. Obwohl katholische Einrichtungen Maßnahmen und Schulungen zur Prävention und Reaktion auf sexuellen Missbrauch eingeführt haben, gibt es nur wenige Daten über die Ergebnisse der Auswirkungen der Umsetzung dieser Strategien, insbesondere bei Geistlichen. Die Bewertung der Präventionsmaßnahmen zum Schutz vor und der Intervention bei sexualisierter Gewalt erfordert die Erhebung von Daten über kinderschutzsensible Kompetenzen der Erwachsenen hierzu innerhalb der Kirche, die Umsetzung von Strategien und Evaluation der Maßnahmen.

### 5.2.4 Implikationen für die Praxis

Die Erkenntnisse aus der Forschung zu kinderschutzsensiblen Kompetenzen haben wichtige Auswirkungen auf die Praxis in Institutionen, die Kinder und Jugendliche betreuen. Um kinderschutzsensible Kompetenzen zu verbessern, sollten Institutionen folgende Dinge umsetzen:

- Bieten Sie umfassende Schulungen an: Die Schulungsprogramme sollten alle Aspekte des Schutzes vor (sexualisierter) Gewalt abdecken, einschließlich des

Erkennens von Anzeichen für sexuellen Missbrauch, des Verständnisses von Richtlinien und Verfahren sowie der Entwicklung von Handlungskompetenzen zum Eingreifen. Die Schulungen sollten sich auch auf den Aufbau von Selbstsicherheit und Selbstwirksamkeit konzentrieren.

- Förderung einer positiven Organisationskultur: Organisationen müssen ein Umfeld schaffen, in dem der Schutz von Kindern vor Gewalt Vorrang hat und unterstützt wird. Dazu gehört die Förderung einer kinderschutzsensiblen Haltung, einer offenen Kommunikation und die Sicherstellung, dass alle Fachkräfte und Ehrenamtlichen ihre Rolle beim Schutz von Kindern und Jugendlichen verstehen.
- Einführung von kontinuierlichem Monitoring und Evaluation: Regelmäßige Bewertungen kinderschutzspezifischer Kompetenzen der Fachkräfte und Ehrenamtlichen können dazu beitragen, Verbesserungsbedarfe zu ermitteln und sicherzustellen, dass die Schulungsprogramme effektiv sind. Organisationen können Instrumente wie den Safeguarding Capabilities Survey nutzen, um Stärken und Schwächen zu erkennen, Fortschritte zu messen sowie das Schutzkonzept anzupassen. (Anmerkung: Der Safeguarding Capabilities Survey wurde durch Katharina Ahmadi-Wachter, Ulrike Hoffmann & Elisa König ins Deutsche übersetzt und kann ab ca. Anfang 2027 bei den genannten Personen angefragt werden)
- Einbindung der Gesellschaft: Schutz ist eine kollektive Verantwortung, die nicht nur Mitarbeitende und Ehrenamtliche einbezieht, sondern auch die breite Gesellschaft. Die Organisationen sollten Eltern, Betreuungspersonen und im kirchlichen Umfeld auch Gemeindemitglieder in die Schutzmaßnahmen einbeziehen, indem sie ihnen Schulungen und Ressourcen zur Verfügung stellen, um Beteiligung zu ermöglichen.

Kinderschutzsensible Kompetenzen von Erwachsenen sind für den Schutz und das Wohlergehen von Kindern und Jugendlichen entscheidend. Die Forschung hat gezeigt, dass Wissen, Haltungen, Selbstwirksamkeit und Sensibilität Schlüsselkomponenten eines wirksamen Schutzes sind (Russell und Higgins 2019). Durch die Bereitstellung umfassender Schulungen, die Förderung einer positiven Organisationskultur und die Einbindung der Gesellschaft können Institutionen ihre kinderschutzsensiblen Kompetenzen verbessern und ein sichereres Umfeld für Kinder schaffen.

## 5.3 Allgemeine Grundsätze und Rahmenordnungen

Der Schutz von Kindern und Jugendlichen in Institutionen, einschließlich religiöser Einrichtungen, ist eine wichtige Aufgabe, die einen umfassenden Ansatz erfordert. Ein wirksamer Schutz hängt von der Entwicklung und Umsetzung gut durchdachter Grundsätze und Rahmenordnungen ab, die das Handeln von Mitarbeitenden, Ehrenamtlichen und anderen Repräsentanten und Repräsentantinnen (z. B. Geistlichen) leiten. Die nachfolgend ausgeführten Rahmenordnungen wurden entwickelt, um den Einsatz für den Schutz vor sexualisierter Gewalt zu unterstützen. Sie konzentrieren sich entweder explizit oder indirekt auf kinderschutzsensible Kompetenzen von Erwachsenen, um sie zu befähigen, sexuellen Kindesmissbrauch und andere Formen von Gewalt zu verhindern und darauf zu reagieren.

### 5.3.1 Nationale Standards für kinderschutzsensible Institutionen in Australien (im Original: National Principles for Child Safe Organisations in Australia)

Die Nationalen Standards für kindersichere Organisationen in Australien (https://www.childsafety.gov.au/resources/national-principles-child-safe-organisations) bieten einen einheitlichen Ansatz für die Schaffung und Aufrechterhaltung eines Umfeldes, in dem Kinder und Jugendliche sicher vor Gewalt sind (Australian Human Rights Commission 2018). Diese Grundsätze betonen die Bedeutung kinderschutzsensibler Kompetenzen bei Erwachsenen, insbesondere durch zwei Schlüsselprinzipien: Sicherstellen, dass Personen, die mit Kindern arbeiten, geeignet sind und unterstützt werden (Grundsatz 5) und Ausstattung von Mitarbeitenden und Ehrenamtlichen mit Wissen, Handlungskompetenzen und Sensibilität durch kontinuierliche Weiterbildung und Schulung (Grundsatz 7).

**Grundsatz 5: Eignung und Unterstützung**
Dieser Grundsatz unterstreicht, wie wichtig es ist, geeignete Personen einzustellen und sie kontinuierlich zu unterstützen, um sicherzustellen, dass das Thema Kinderschutz bei diesen präsent bleibt. Dazu gehören strenge Screening-Verfahren, einschließlich einer Überprüfung des Hintergrundes von Bewerbern/Bewerberinnen und Gesprächen, um die Eignung für Aufgaben mit Kindern und Jugendlichen zu beurteilen. Nach der Einstellung müssen die Mitarbeitenden und Ehrenamtlichen bei der Umsetzung von Kinderschutz in der alltäglichen Arbeit kontinuierlich unterstützt werden. Diese Unterstützung umfasst regelmäßige Supervision sowie Zugang zu Ressourcen und Möglichkeiten zur beruflichen Weiterentwicklung. Indem sie sicherstellen, dass die Personen geeignet sind und unterstützt werden, können Institutionen ein Team aufbauen, das kompetent und selbstbewusst im Kinderschutz handelt.

**Grundsatz 7: Bildung und Ausbildung**
Kontinuierliche Aus- und Weiterbildung sind entscheidend dafür, kinderschutzsensible Kompetenzen aufrechtzuerhalten. Die Schulungsprogramme sollten umfassend sein und Aspekte beinhalten wie das Erkennen von Anzeichen für sexuellen Missbrauch, rechtliche Rahmenbedingungen sowie Handlungskompetenzen für die Intervention. Die Fortbildungen müssen auf die spezifischen Aufgaben und Verantwortlichkeiten von Mitarbeitenden und Ehrenamtlichen zugeschnitten sein, damit jede Person ihre Rolle bei Kinderschutzfällen versteht. Durch kontinuierliche Aus- und Weiterbildung können Institutionen sicherstellen, dass ihre Mitarbeitenden über die neuesten Regelungen zum Schutz von Kindern und Jugendlichen informiert und hierzu qualifiziert sind.

### 5.3.2 Globale Rahmenordnungen

Mehrere globale Rahmenordnungen bieten Leitlinien für Schutzpraktiken in Institutionen, die Kinder und Jugendliche betreuen. Diese Rahmenordnungen betonen die Bedeutung von kinderschutzsensiblen Kompetenzen bei Erwachsenen und bieten praktische Instrumente für die Umsetzung.

#### 5.3.2.1 Das Kooyoora-Konzept: Missbrauchsprävention durch einen Wandel der Kultur in der Institution

Das Kooyoora-Konzept (Kooyoora et al. 2025) unterstützt Institutionen bei der Missbrauchsprävention, indem es Risikofaktoren in Bezug auf die Kultur in der Institution identifiziert und diese verändert. Anstatt sich ausschließlich auf die Einhaltung von Regelungen zu verlassen, legt das Konzept den Schwerpunkt auf die Umgestaltung der Institution zugrunde liegenden Werte, Normen, Überzeugungen und Verhaltensweisen. Es bietet Instrumente zur Selbsteinschätzung in Bezug auf Werte und Haltungen in der Institution, zum kontinuierlichen Lernen und zu Veränderungsmaßnahmen und fördert ein Umfeld, in dem Schutz, Verantwortlichkeit und Eigenverantwortung Priorität haben. Diese Mechanismen stärken unmittelbar die Kompetenzen der Mitarbeitenden, indem sie die Sensibilität, die Selbstwirksamkeit und die kollektive Verantwortung für den Schutz von Kindern und schutzbedürftigen Erwachsenen vor (sexualisierter) Gewalt erhöhen.

#### 5.3.2.2 Sechs Säulen der Prävention (im Original: Six Pillars for Preventing Child Sexual Abuse and Exploitation)

Diese Rahmenordnung (National Coalition to Prevent Child Sexual Abuse and Exploitation 2015) skizziert Schlüsselbereiche für die Prävention von sexuellem Missbrauch in Institutionen: Führungsverhalten, Richtlinien und Verfahren, Screening und Schulung, Monitoring und Aufsicht, sichere Umgebungen und die Einbeziehung der Gesellschaft. Jede Säule unterstreicht die Rolle der Erwachsenen bei der Schaffung sicherer Räume für Kinder. Die Säule „Screening und Schulung“ konzentriert sich zum Beispiel auf die Bedeutung der Auswahl geeigneter Personen und deren notwendige Schulung, um sexuellen Missbrauch zu erkennen und darauf zu reagieren. Dies steht im Einklang mit der Notwendigkeit, bei Mitarbeitenden und Ehrenamtlichen kinderschutzsensible Kompetenzen aufzubauen.

#### 5.3.2.3 Prävention von sexuellem Kindesmissbrauch in Institutionen: Erste Schritte zu Richtlinien und Abläufe

Dieser von den Centers for Disease Control and Prevention (CDC) entwickelte Leitfaden (Saul und Audage 2007) bietet einen umfassenden Ansatz zur Entwicklung und Umsetzung von Schutzmaßnahmen. Er betont, wie wichtig es ist, Erwachsene zu schulen und zu unterstützen, damit sie Missbrauch erkennen und darauf reagieren können. Der Leitfaden skizziert Schritte zur Entwicklung wirksamer Strategien und Verfahren, einschließlich der Entwicklung klarer Meldemechanismen und der Durchführung regelmäßiger Schulungen für Mitarbeitende und Freiwillige. Indem sie diese Leitlinien befolgen, können Organisationen ihre

Mitarbeitenden dazu befähigen, den Schutz vor Missbrauch und Gewalt als eine zentrale Aufgabe in ihrer Arbeit zu sehen.

#### 5.3.2.4 Prävention von und Intervention bei sexuellem Kindesmissbrauch in Institutionen: Ein Leitfaden für Führungskräfte von Institutionen

Dieser Leitfaden (Letourneau et al. 2020) bietet praktische Ratschläge für Führungskräfte von Institutionen zur Schaffung und Erhaltung eines sicheren Umfelds. Er enthält Strategien für den Aufbau von kinderschutzsensiblen Kompetenzen bei Mitarbeitenden und Ehrenamtlichen, wie z. B. laufende Schulungen, die Einführung klarer Richtlinien und Verfahren und die Förderung einer kinderschutzsensiblen Kultur. Der Leitfaden unterstreicht die Bedeutung von Führungskräften beim Kinderschutz und ihren Einfluss auf die Mitarbeitenden bei der Umsetzung von Schutzkonzepten.

#### 5.3.2.5 Rahmenordnungen und Leitlinien speziell für die katholische Kirche

Die katholische Kirche hat spezielle Rahmenordnungen und Leitlinien entwickelt, um den Schutz in ihren Einrichtungen zu gewährleisten. Diese zielen darauf ab, kinderschutzsensible Kompetenzen von Geistlichen, Mitarbeitenden und Ehrenamtlichen zu verbessern.

**Standards der Australian Catholic Safeguarding Limited (ACSL)**

Die Organisation ACSL entwickelte für katholische Einrichtungen in Australien die National Catholic Safeguarding Standards (ACSL 2022), um den Schutz von Kindern, Jugendlichen und vulnerablen Erwachsenen vor (sexualisierter) Gewalt zu fördern. Die Standards beinhalten Anforderungen für die Ausbildung, die Entwicklung von Richtlinien und die kontinuierliche Verbesserung der implementierten Aufgaben. Die ACSL bietet auch Unterstützung für die Umsetzung von Schutzmaßnahmen an. Durch die Einhaltung der formulierten Standards können katholische Organisationen dazu beitragen, dass ihre Mitarbeiter mit den notwendigen Kompetenzen ausgestattet werden.

**Die Catholic Safeguarding Standards Agency (CSSA) im Vereinigten Königreich**

Die CSSA ist ein professionelles Gremium, das regelmäßig Audits bei kirchlichen Einrichtungen durchführt, um den Stand von Schutzkonzepten zu überprüfen. Sie stellt Leitlinien und Instrumente für die Entwicklung und Umsetzung von Schutzmaßnahmen zur Verfügung. Die CSSA betont, wie wichtig es ist, Geistliche, Mitarbeitende und Ehrenamtliche zu schulen und zu unterstützen, damit sie ihre Kompetenzen im Bereich des Schutzes vor (sexualisierter) Gewalt ausbauen können.

**Vos Estis Lux Mundi**

Dieses von Papst Franziskus 2019 herausgegebene apostolische Schreiben führt die Verfahren zur Untersuchung von Berichten über sexuellen Missbrauch in der Kirche aus. Es unterstreicht die Verantwortung aller Mitglieder der Kirche, sexuellen Missbrauch zu melden, und enthält Bestimmungen zum Schutz vulnerabler Erwachsener. In der Aktualisierung von 2023 wurden diese Verfahren auf kirchliche Laien in Leitungsfunktion ausgedehnt und die Bedeutung von Schutzmaßnahmen betont. Durch die Befolgung dieser Leitlinie kann die Kirche dafür sorgen, dass ihre Mitglieder in der Lage sind, sexuellen Missbrauch zu verhindern und darauf zu reagieren.

## 5.4 Fallstudie: Kinderschutzsensible Kompetenzen in der katholischen Kirche

Im folgenden Abschnitt wird eine Studie vorgestellt, die in der katholischen Kirche in sieben verschiedenen Ländern durchgeführt wurde. Die Studie (Russell et al. 2024) bietet einen Vergleich der kinderschutzsensiblen Kompetenzen von Einzelpersonen in der Kirche in vier verschiedenen Kategorien auf der Grundlage ihrer „Rolle" innerhalb der Kirche. Die Teilnehmenden kamen aus sechs Ländern und einer internationalen Hochschuleinrichtung und wurden in vier Gruppen eingeteilt: 1) Geistliche und Ordensleute, 2) Hochschulstudenten und -studentinnen, 3) kirchliche Laien und 4) Schulpersonal und Schutzkonzeptbeauftragte. Mithilfe des Fragebogens „Safeguarding Capabilities Survey" wurden die Teilnehmenden zu ihrer Sensibilität für Richtlinien, ihre Haltungen zur Prävention und ihr Wissen über situationsbezogene Prävention befragt.

Insgesamt füllten 184 Teilnehmende die Umfrage aus. Die Ergebnisse deuten darauf hin, dass die kinderschutzsensiblen Kompetenzen sowohl innerhalb des nationalen Kontexts als auch zwischen den verschiedenen Rollen-Kategorien sehr unterschiedlich sind. Obwohl das allgemeine Niveau der Sensibilität und des Wissens ermutigend war, wiesen die Selbstwirksamkeit und die Haltungen zur Prävention größere Schwankungen auf, was wichtige Bereiche für die gezielte Weiterentwicklung aufzeigte.

Länder, in denen es öffentliche Untersuchungen oder umfangreiche externe Überprüfungen von institutionellem sexuellem Kindesmissbrauch gab, zeigten in der Regel ein höheres Maß an Sensibilität und Wissen über Anforderungen bzgl. Kinderschutz. In denselben Ländern war jedoch die Selbstwirksamkeit der Mitarbeitenden in Bezug auf Handeln im Verdachtsfall oft vergleichsweise gering. Dies deutet darauf hin, dass die externe Überprüfung zwar das Wissen über Richtlinien verbessern kann, aber nicht automatisch die persönliche Selbstwirksamkeit schafft, das für ein wirksames Eingreifen erforderlich ist. Umgekehrt haben Länder mit hohen Selbstwirksamkeitswerten tendenziell niedrigere Werte in der Sensibilität oder in den Haltungen, was darauf hindeutet, dass gezielte Schulungen erforderlich sind, um sowohl Wissen als auch Selbstwirksamkeit aufzubauen – um sicherzustellen, dass die Selbstwirksamkeit auf einem fundierten Verständnis und nicht auf falsch wahrgenommener Sicherheit beruht. Die dargestellten Zusammenhange verdeutlichen, wie wichtig es ist, dass die Selbstwirksamkeit der Mitarbeitenden auf fundiertem um umfassendem Wissen zum Kinderschutz beruht und nicht auf

Annahmen oder informelle Normen. Die Studie identifizierte in den Ländern, in denen umfassende Untersuchungen zu institutionellem Missbrauch stattgefunden hatten und Daten zur Verfügung standen, bei Geistlichen und Hochschulstudierenden in der Selbstwahrnehmung ein hoch eingeschätztes Wissen und Einstellungen für Kinderschutz sowie eine Sensibilität für Richtlinien. In den Ländern, in denen es keine staatlichen Untersuchungen zum Vorkommen sexuellen Missbrauchs in Institutionen gab, müssen jedoch die kinderschutzsensiblen Kompetenzen der kirchlichen Laien verbessert und das Wissen und die Sensibilität gestärkt werden. Mitarbeitende in Führungspositionen und solche, die beruflich mit dem Schutz von Kindern zu tun haben, schnitten in allen vier Kompetenzbereichen besser ab als Geistliche (z. B. Priester) und Ehrenamtliche. Dieses Ergebnis spiegelt möglicherweise den besseren Zugang zu Schulungen, klarere Rollenerwartungen und Verantwortlichkeiten wider, die denjenigen zur Verfügung stehen, die eine Führungsposition innehaben oder für Kinderschutzaufgaben zuständig sind. Möglicherweise gibt es auch Unterschiede zwischen der Selbstwahrnehmung und dem tatsächlichen Wissensstand, die in unserer Studie nicht erfasst wurden. Im Gegensatz dazu erhalten Geistliche (z. B. Priester) und Ehrenamtliche, die innerhalb der kirchlichen Strukturen häufig autonomere oder weniger formell überprüfte Rollen einnehmen, möglicherweise uneinheitliche oder unzureichende Unterstützung, um die für ihre Aufgaben erforderlichen kinderschutzsensiblen Kompetenzen zu entwickeln. Diese Lücken machen deutlich, wie wichtig rollenspezifische Schulungsansätze sind, die über standardisierte Inhalte hinausgehen und anerkennen, dass verschiedene Positionen innerhalb von Organisationen unterschiedliche Risiken, Belastungen und Erwartungen in Bezug auf den Kinderschutz mit sich bringen.

Obwohl die katholische Kirche Änderungen an Richtlinien und Verfahren vorgenommen und Organisationen gegründet hat, um den Schutz von Kindern in der Kirche zu verbessern, deuten die Ergebnisse unserer Studie darauf hin, dass es immer noch Lücken in den Kompetenzen von Personen gibt, die mit der Kirche verbunden sind, in ihr arbeiten oder sie vertreten, insbesondere in Bezug auf ihre Sensibilität für Richtlinien und Verfahren sowie ihre Haltungen und Einstellungen in Bezug auf die Prävention von sexuellem Missbrauch.

Insgesamt unterstreicht die Studie, dass die kinderschutzsensiblen Kompetenzen innerhalb einer einzelnen Institution – selbst einer Institution mit einem gemeinsamen globalen Auftrag wie der katholischen Kirche – nicht einheitlich sind. Nationale Kontexte, historische Erfahrungen mit institutionellem Versagen, der Entwicklungsgrad der Schutzsysteme und die Professionalisierung der verschiedenen Rollengruppen tragen alle zu Unterschieden im Verständnis und in der Umsetzung von Schutzkonzepten bei. Institutionen, die ihre Kultur in Bezug auf Kinderschutz stärken wollen, müssen sich zu regelmäßiger Bewertung und kontinuierlicher Qualitätsverbesserung verpflichten, um sicherzustellen, dass die Kompetenzen auf allen Ebenen der Belegschaft aktiv entwickelt und aufrechterhalten werden.

Unsere Studie war nicht ohne Einschränkungen. Der Rekrutierungsprozess war nicht so angelegt, dass er repräsentativ für alle kirchlichen Dienste und Einrichtungen in jedem teilnehmenden Land war, und die Stichprobengröße war begrenzt. Potenzielle Verzerrungen könnten die Ergebnisse aufgrund der Zufallsstichproben und der geringen Anzahl von Teilnehmenden in jeder Kategorie beeinflusst haben. Weitere Untersuchungen sind erforderlich, um festzustellen, ob bestimmte Strategien, Richtlinien, Weisungen oder Mitteilungen den Schutz in der Kirche verbessert haben. Zufällig ausgewählte Rekrutierungen und größere, repräsentativere Stichproben sowie experimentelle Designs zur Evaluation von Schutzmaßnahmen würden dazu beitragen, auf dieser grundlegenden Arbeit über kinderschutzsensible Kompetenzen aufzubauen.

## 5.5 Schlussfolgerung: Stärkung der Strategien zum Schutz vor sexualisierter Gewalt

Die Entwicklung und Umsetzung von Schutzmaßnahmen und -konzepten ist für den Schutz von Kindern und Jugendlichen in Institutionen von wesentlicher Bedeutung. Diese bilden die Grundlage für den Aufbau kinderschutzsensibler Kompetenzen von Erwachsenen und stellen sicher, dass sie in der Lage sind, sexuellen Missbrauch zu verhindern und angemessen darauf zu reagieren. Durch die Angleichung nationaler Vorgaben an lokale oder institutionelle Standards oder die Übernahme globaler Rahmenordnungen können Institutionen kohärente und wirksame Schutzpraktiken entwickeln. Die spezifischen Leitlinien der katholischen Kirche unterstreichen die Bedeutung der kinderschutzsensiblen Kompetenzen von Geistlichen, Mitarbeitenden, und Ehrenamtlichen und betonen die Notwendigkeit von kontinuierlicher Schulung und Unterstützung. Durch diese Maßnahmen können wir ein sichereres Umfeld für Kinder und Jugendliche schaffen.

Das höhere Niveau der kinderschutzsensiblen Kompetenzen, das in Ländern mit umfassenden Untersuchungen und kirchlichen Reformen festgestellt wurde, wie in unserer Studie über den Schutz in den Diensten der katholischen Kirche, deutet darauf hin, dass den Kompetenzen von Führungskräften, Mitarbeitenden und Ehrenamtlichen in den Ländern, in denen solche Untersuchungen nicht stattgefunden haben, größere Aufmerksamkeit geschenkt werden muss. Unsere Ergebnisse beziehen sich zwar speziell auf die katholische Kirche, aber es ist davon auszugehen, dass ähnliche Zusammenhänge auch in anderen Institutionen, ob religiös oder säkular, bestehen. Es ist von entscheidender Bedeutung, sich mit bestimmten Bereichen der kinderschutzsensiblen Kompetenzen zu befassen, z. B. mit der Organisationskultur und der Sensibilität für Richtlinien und Verfahren sowie mit der Einstellung zur Prävention. Um einen Kulturwandel in Institutionen auf der ganzen Welt zu erreichen, muss auch die Gesellschaft einbezogen und sichergestellt werden, dass jeder Erwachsene versteht, was er tun kann, um sexuellen Missbrauch zu verhindern und angemessen zu reagieren, wenn es zu einem Übergriff gekommen ist oder sich ein Kind in einer Situation unsicher oder nicht wohl fühlt.

Investitionen in kinderschutzsensible Kompetenzen sind von entscheidender Bedeutung, um den unterschiedlichen Kenntnisstand und die Fähigkeiten im Bereich von institutionellem Kinderschutz in verschiedenen Ländern und den verschiedenen Rollen der Jugendhilfeorganisationen zu verbessern. Zu den praktischen Empfehlungen für die Verbesserung des Schutzes vor (sexualisierter) Gewalt gehören die Ausstattung von Erwachsenen mit situationsbezogenen Präventionsstrategien, die Sensibilität und der Aufbau von Wissen in der Gesamtgesellschaft und die Gewährleistung, dass die Selbstwirksamkeit mit einer angemessenen Sensibilität und positiven Einstellungen einhergeht.

## Literatur


Assini-Meytin LC, Thorne EJ, Sanikommu M, Green KM, Letourneau EJ (2022) Impact of child sexual abuse on socioeconomic attainment in adulthood. J Adolesc Health 71(5):594–600. https://doi.org/10.1016/j.jadohealth.2022.05.013. 10.1016/j.jadohealth.2022.05.013

Australian Human Rights Commission (2018) National Principles for Child Safe Organisations. Australian Human Rights Commission

Australian Catholic Safeguarding Ltd. (2022) National Catholic safeguarding standards (2. Aufl.) Australian Catholic Safeguarding Ltd.

Bandura A (1997) Self-efficacy: The exercise of control. Freeman, W. H

Chambers D, Cantrell A, Booth A (2021) Recognition of risk and prevention in safeguarding of children and young people: a mapping review and component analysis of service development interventions aimed at health and social care professionals. BMC Health Serv Res 21:1241. https://doi.org/10.1186/s12913-021-07257-8

Commonwealth of Australia. (2017). Royal Commission into Institutional Responses to Child Sexual Abuse. Final report: Volume 6, Making institutions child safe. Commonwealth of Australia

Firmin C (2020) Contextual safeguarding and child protection. Routledge, Rewriting the rules. https://doi.org/10.4324/9780429283314

Hailes HP, Yu R, Danese A, Fazel S (2019) Long-term outcomes of childhood sexual abuse: An umbrella review. The Lancet Psychiatry 6(10):830–839. https://doi.org/10.1016/S2215-0366(19)30286-X

Higgins DJ (2002) A case study of child sexual abuse within a church community. Journal of Religion and Abuse 3(1/2):5–19. https://doi.org/10.1300/J154v03n01_02

Higgins DJ, Kaufman K, Erooga M (2016) How can child welfare and youth-serving organisations keep children safe? developing practice: the child youth and family work journal 44:48–64. [online]. Developing Practice: The Child, Youth and Family Work Journal 44:48–64. https://search.informit.com.au/documentSummary;dn=299113531833481;res=IELHSS

Irish L, Kobayashi I, Delahanty DL (2010) Long-term physical health consequences of childhood sexual abuse: a meta-analytic review. J Pediatr Psychol 35(5):450–461. https://doi.org/10.1093/jpepsy/jsp118

Kaufman KL, Erooga M, with Stewart K, Zatkin J, McConnell E, Tews H, Higgins D (2016) Risk profiles for institutional child sexual abuse: a literature review. Sydney: Royal Commission into Institutional Responses to Child Sexual Abuse, Sydney. http://www.childabuseroyalcommission.gov.au/policy-and-research/our-research/published-research/risk-profiles-for-institutional-child-sexual-abuse

Kooyoora, with Stewart J, Higgins DJ, Lindsay L (2025) "It takes a village" Strengthening safeguarding through organisational cultural change: An abuse prevention through cultural change framework. Report prepared for the National Centre for Action on Child Sexual Abuse: Kooyoora. https://www.kooyoora.org.au/prevention-planning

Letourneau EJ, Assini-Meytin LC, Kaufman KL, Mathews B, Palmer D (2020) Preventing and addressing child sexual abuse in youth serving organizations: a desk guide for organizational leaders. Moore Center for the Prevention of Child Sexual Abuse, Johns Hopkins Bloomberg School of Public Health

Radcliffe D, Smith E, Cooke S (2023) Building 'a community of safeguarders': What encourages the general public to act on their concerns about a child and what prevents them from acting? National Society for the Prevention of Cruelty to Children (NSPCC). https://learning.nspcc.org.uk/media/3119/building-a-community-of-safeguarders.pdf

Russell D, Higgins D (2019) Safeguarding capabilities in preventing child sexual abuse: A scale measuring knowledge, attitudes and skills applicable to all youth-serving sectors. Child Maltreat https://doi.org/10.1177/1077559519870253

Russell DH, Higgins DJ (2025) Conditions of safety: A systematic review of safeguarding models and conceptual frameworks for preventing organisational child sexual abuse. Trauma, Violence, and Abuse

Russell DH, Higgins DJ, Harris L, Rinaldi A, Pound M, Zollner H (2024) The safeguarding capability of adults in Catholic Church ministries: A global perspective. Child Abuse Negl 153:106801. https://doi.org/10.1016/j.chiabu.2024.106801

Russell DH, Stewart J, Higgins DJ (2023) Safeguarding in church: Children and young people's perceptions of safety in religious and other faith-based settings. J Interpers Violence 38(3–4):4459–4485. https://doi.org/10.1177/08862605221117548

Saul J, Audage NC (2007) Preventing Child Sexual Abuse Within Youth-serving Organizations: Getting Started on Policies and Procedures. Centers for Disease Control and Prevention, National Center for Injury Prevention and Control

Sicilia L, Barrios M, Pereda N (2024) Posttraumatic growth, spiritual damage, and psychosocial and mental health problems in survivors of clergy-perpetrated child sexual abuse: a mixed methods approach. Child Abuse Negl 153:106862. https://doi.org/10.1016/j.chiabu.2024.106862

Smallbone S, Marshall W, Wortley R (2008) Preventing child sexual abuse evidence, policy and practice (Crime Science Series). Willan Publishing

Smith M, Cree VE, MacRae R, Sharp D, Wallace E, O'Halloran S (2017) Social suffering: Changing organisational culture in children and families social work through critical reflection groups—insights from Bourdieu. Br J Soc Work 47(4):973–988. https://doi.org/10.1093/bjsw/bcw087

The National Coalition to Prevent Child Sexual Abuse & Exploitation. (2015) Six Pillars for Prevention. National Coalition to Prevent Child Sexual Abuse and Exploitation. http://preventtogether.org/Resources/Documents/PreventionCoalitionPillarsFinal2015.pdf (open in a new window)

Walsh K, Ey LA, Hand K, Smith R, Howard S, Fenton A, Rodier L (2023) Child protection and safeguarding in initial teacher education: a systematic scoping review. Child Youth Serv Rev 150:106951. https://doi.org/10.1016/j.childyouth.2023.106951

# Betroffenenbeteiligung – Zur Partizipation von Opfern sexueller Gewalt an Aufarbeitungsprozessen

6

Jörg Michael Fegert, Wolfgang Stein und Hans Zollner

## Inhaltsverzeichnis



In vielen Bereichen mit Anwendungsbezug wird in den letzten zehn Jahren zunehmend der aktive Einbezug von Bürgerinnen und Bürgern und insbesondere von Personen mit Erfahrungsexpertise – von „Betroffenen" – als ein besonderes Qualitätsmerkmal von Forschungs- und Entwicklungsprozessen gefordert.

Dieser Text erschien im Heft 01/2023 der Zeitschrift „Stimmen der Zeit". Wir danken den Herausgebern und dem Herder Verlag für die Abdruckgenehmigung.

J. M. Fegert (✉)
Klinik für Kinder- und Jugendpsychiatrie, Universitätsklinikum Ulm, Ulm, Deutschland
E-Mail: Joerg.fegert@uniklinik-ulm.de

W. Stein
Magdeburg, Deutschland

H. Zollner
IADC – Institute of Anthropology. Interdisciplinary Studies on Human Dignity and Care, Pontifical Gregorian University, Rom, Italien
E-Mail: iadc-dir@unigre.it



J. M. Fegert et al. (Hrsg.), *Safeguarding – Grundlagen in Forschung und Praxis*, Forschung und Debatten zu Safeguarding,
https://doi.org/10.1007/978-3-662-73156-7_6

Eines der weltweit bislang größten Experimente war in diesem Zusammenhang die von der ersten Unabhängigen Beauftragten für Fragen des sexuellen Missbrauchs (UBSKM), Dr. Christine Bergmann, im Jahre 2010 aufgebaute telefonische Anlaufstelle der Bundesregierung (Fegert et al. 2013). Sie gab Personen, die von sexualisierter Gewalt betroffen waren, Gehör und speiste ihre Erfahrungen und Forderungen ein in einen politischen Prozess. Die Anlaufstelle entstand quasi gleichzeitig mit der Katholischen Hotline (Zimmer et al. 2014; Rassenhofer et al. 2015). Beide hatten ähnliche konzeptionelle Voraussetzungen. Sie ermöglichten einen späteren Vergleich der beiden Angebote. Regelmäßig kommunizierte die Unabhängige Beauftragte, Frau Dr. Bergmann, unterstützt durch die Ergebnisse ihres Begleitforschungsteams, über quantitative und qualitative Aspekte dieser breiten Betroffenen-Beteiligung. Jahre später gelang es, die biografischen Zeugnisse Betroffener gegenüber Bergmann, sofern sie von den Betroffenen freigegeben wurden, in einem separaten Projekt zu analysieren, welches vom dann zuständigen UBSKM Johannes-Wilhelm Rörig gefördert und unter Betroffenenbeteiligung durchgeführt wurde. Mit Blick auf ein geplantes Monitoring und entsprechende Befragungen wurde vom UBSKM Rörig in der letzten Legislaturperiode (2017–2021) auch eine Expertise zur Betroffenenbeteiligung in Auftrag gegeben (Kölch und Spitzer 2021). Sie beinhaltete eine Literaturrecherche sowie Empfehlungen in Fokusgruppen unter Einbeziehung von Betroffenen. Eines der großen Verdienste in der Amtszeit von Herrn Rörig als Unabhängiger Beauftragter war es insbesondere, den Aufbau des Betroffenenrats beim UBSKM voranzutreiben und zu unterstützen und letztendlich ein professionelles Auswahlverfahren für die Besetzung dieses wichtigen Gremiums zu elaborieren. Insofern erscheint es konsequent zu sein, dass seine Nachfolge dann von einem langjährigen Mitglied dieses Betroffenenrats, einer Journalistin mit Erfahrungsexpertise, nämlich Frau Kerstin Claus, am 20. März 2022 angetreten wurde. Der Unabhängige Beauftragte Rörig hatte auch mit den Kirchen Vereinbarungen über flächendeckende Aufarbeitungsprojekte abgeschlossen, die teilweise über die Entwicklungen im Bereich des Sports und anderen gesellschaftlichen Bereichen hinausgehen. Auch in diesen Projekten ist Betroffenenbeteiligung ein grundlegend eingeforderter Standard.

Die rechtliche Grundlage für den Betroffenenrat des UBSKM bildete gemäß den Festlegungen im Kabinettsbeschluss vom 12.12.2018 die „Verwaltungsvorschrift des Unabhängigen Beauftragten für Fragen des sexuellen Kindesmissbrauchs (UBSKM) über die Zusammensetzung, die Aufgaben und die Entschädigung des Betroffenenrates". Der Betroffenenrat soll die strukturierte Beteiligung von Betroffenen auf Bundesebene gewährleisten, sich für die Belange Betroffener von sexualisierter Gewalt einsetzen und der Arbeit des UBSKM mehr Durchsetzungskraft verschaffen. Er wird durch eine Geschäftsstelle beim UBSKM-Amt unterstützt. Die monatliche pauschale Aufwandsentschädigung beträgt 700,- Euro und ist im jährlichen Haushaltsgesetz des Bundes abgesichert.

Die Deutsche Bischofskonferenz hat mit dem UBSKM unter Beteiligung von Mitgliedern des Betroffenenrates beim UBSKM die „Gemeinsame Erklärung über verbindliche Kriterien und Standards für eine unabhängige Aufarbeitung von sexuellem Missbrauch in der Katholischen Kirche in Deutschland" erarbeitet und am 28.04.2020 verabschiedet. Danach richtet jedes (Erz-)Bistum eine Unabhängige Kommission zur Aufarbeitung sexuellen Missbrauchs ein und beruft auch einen Betroffenenbeirat für die Partizipation von Betroffenen. Der Betroffenenbeirat entsendet zudem zwei seiner Mitglieder in die jeweilige Kommission. Die Mitglieder erhalten eine angemessene Aufwandsentschädigung. Es ist klar, dass als Modell für die Aufarbeitungskommissionen die „Unabhängige Kommission zur Aufarbeitung sexuellen Kindesmissbrauchs" und für die Betroffenenbeiräte der „Betroffenenrat beim UBSKM" Pate gestanden haben. Das gilt auch für die Aufwandsentschädigung.

## 6.1 Problematische Entwicklungen

Einerseits kann vor diesem Hintergrund von einer offensichtlichen Erfolgsgeschichte der Betroffenen-Partizipation gesprochen werden. Allerdings sind auf der Basis selbst erlebter problematischer Entwicklungen und Friktionen Probleme zu benennen, die die Verantwortung der Personen, die solche Prozesse organisieren, unterstreichen. Sie machen zugleich deutlich, dass Beteiligung an solchen Prozessen voraussetzungsvoll ist und dass es neben dem guten Willen und der Bereitschaft, Zeit zu investieren, tatsächlich ganz unterschiedliche Formen des Empowerments braucht, um real Ergebnisse zu erzielen und Personen nicht über Gebühr zu belasten. Es handelt sich großteils um moralische Dilemmata, d. h. um Situationen und Spannungen, bei denen es keine allgemein und überall unmittelbar einleuchtende Lösung gibt.

Dazu ein Beispiel: Anders als beim Betroffenenrat UBSKM gelingt es den Diözesen derzeit nicht, genügend Betroffene für die Mitarbeit in den Betroffenenbeiräten zu gewinnen. Dafür gibt es zwei Gründe. Einerseits sieht das Auswahl- und Besetzungsverfahren vor, dass sich Betroffene schriftlich bewerben und damit ihre Betroffenenbiografie offenlegen und sich auch einer Auswahl nach Eignung und Motivation stellen müssen. Das bezeichnen Betroffenenvertretungen als schlichtweg unzumutbar. Und andererseits richten sich die Bewerbungen an das Bistum, die für die Betroffenen von sexualisierter Gewalt im Kontext der Kirchen ja die „Täterorganisation" ist. Beide Hürden stehen oft der Partizipation von Betroffenen im Weg.

Besondere Rücksichten müssen genommen werden, wenn Betroffene bei Entscheidungen über Entschädigungsprozesse beteiligt werden sollen. Die administrative Anerkennung psychischer Trauma-Folgen in rechtlichen Verfahren und rechtlich strukturierten Gremien-Entscheidungen hat eine lange, problematische Vorgeschichte in Deutschland (Fegert 2022). Betroffene sollten deshalb dringend bei der Erstellung von Erfassungsbögen und bei der Planung der Prozeduren z. B. in Geschäftsordnungen etc. einbezogen werden, um aus ihrer Perspektive sicherzustellen, dass die Belastungen durch die Verfahren nicht den Schaden mehren, den die Taten gesetzt haben. Betroffene in die schwierige Situation zu bringen, erfahrenes Leid komparativ zu bewerten, befeuert eine Diskussion, welche ohnehin immer wieder aufkommt, die aber lähmend und schädlich ist. Teilweise wird engagierten Betroffenen ja nicht nur von Professionellen, sondern auch von anderen Betroffenen vorgeworfen, dass, wenn diese oder jener so gut artikulieren können und so gut im Leben zurechtkomme, es dann „auch nicht so schlimm gewesen sein kann", etc. Das Ausmaß einer Teilhabe-Beeinträchtigung ist kein Qualifikationsmerkmal in der Betroffenenbeteiligung, aber ein wichtiges Merkmal bei der Einschätzung eines Hilfe- und Unterstützungsbedarfs. Dies sollte deshalb nach möglichst objektiven Kriterien folgen, wie es z. B. im Bundesteilhabe-Gesetz vorgesehen ist: nach standardisierten Instrumenten, die sich an der „internationalen Klassifikation des Zurechtkommens im Alltag" (International Classification of Functioning, Disability and Health; ICF) orientieren. Die Urteile sollten nicht emotionalen Einschätzungen darüber überlassen bleiben, was besonders schwere Fälle oder besonders weitreichende Folgen sind.

## 6.2 Stufen der Beteiligung

Für den Bereich der Forschung haben Farin-Glattacker et al. (2014) eine Matrix zur Betroffenenbeteiligung konzipiert, die die bekannten Stufen der Beteiligung beschreibt: vom absoluten Ausschluss an der Forschung, also dem reinem Objektstatus, Gegenstand der Forschung zu sein, über die Beratung von Projekten durch Personen mit Erfahrungsexpertise, bis hin zur Mitwirkung, aber ohne Gleichberechtigtenstatus, über die Zusammenarbeit auf Augenhöhe (gleichberechtigt) bis hin zu betroffenengesteuerten Projekten. Diese Matrix ist deshalb interessant, weil sie diese bekannte Stufung der Pyramide der Beteiligungsformen verschiedenen Phasen des Projektprozesses zuordnet. Denn diese unterschiedlichen Ebenen der Beteiligung können sowohl bei der Bestimmung des Bedarfs und des Gegenstands Berücksichtigung finden, so wie beispielsweise 2010 die Betroffenen bei der Anlaufstelle dokumentierten, wo sie sich mehr Forschung und mehr Aus- und Fortbildung von Professionellen wünschten.

Unterschiedliche Stufen der Beteiligung sollten aber auch bei der Projektplanung und schon bei der Antragstellung oder Vereinbarung von Projektstrukturen eine Rolle spielen. Auswahlgremien oder die Begutachtung von Entscheidungsprozessen über Projekte sollten ebenfalls unter Betroffenen-Beteiligung erfolgen. Die Projektdurchführung sollte partizipativ gestaltet werden. Ergebnisse sollten, wenn möglich, wenigstens in Teilen auch partizipativ und allgemeinverständlich publiziert werden.

Verzögerungen, Scheitern, Enttäuschungen oder Probleme: Über die stillschweigende Abwandlung von Fragestellungen in Aufarbeitungsprojekten, über Konflikte der beteiligten Personen mit den sie einsetzenden Autoritäten oder Auftraggebern erfahren wir derzeit in der Regel offiziell nichts. Wenn es schon in Deutschland nicht gelungen ist, eine zentrale, unabhängige Aufarbeitung, z. B. im Rahmen einer Enquete des Deutschen Bundestags, politisch unabhängig zu organisieren, so sollte wenigstens diese Minimalforderung nach einer Projektdatenbank, die unabhängig geleitet wird und die die laufenden Aufarbeitungsprozesse transparent dokumentiert, zeitnah umgesetzt werden. Dabei wäre es wichtig, spezielle Kriterien der Betroffenen-Beteiligung zu berücksichtigen, z. B. die Fragen: „Wer hat die Betroffenen-Vertreterinnen und -vertreter in den Aufarbeitungskommissionen ernannt? Wie wurden diese mandatiert? Gab es Auswahlprozesse wie z. B. beim Betroffenenrat der UBSKM, oder hat der Ortsbischof entschieden, diesen oder jenen ihm bekannten Betroffenen einzusetzen? Gab es Betroffenen-Beteiligung bei der Auswahl der Betroffenen und der anderen Experten in solchen Kommissionen? Wie sieht es mit der Betroffenen-Beteiligung im Rahmen der Durchführung von Expertisen und im Rahmen der Interpretation der Ergebnisse aus? Gibt es hier Möglichkeiten für Sondervoten aus Betroffenensicht? Sind spezielle Hearings geplant? All dies könnte, im Sinne einer höheren Transparenz und im Sinne einer qualitätsfördernden Checkliste, zügig ausgearbeitet werden. Erst das würde es ermöglichen, die Systematik hinter teilweise immer wieder auftretenden Problemen der Instrumentalisierung von Betroffenen oder der Alibi-Beteiligung transparent zu machen.

## 6.3 Risiken der Betroffenenbeteiligung

Als eklatantes Beispiel dafür, wie Betroffenen-Beteiligung zum Schaden der Betroffenen werden und die Aufarbeitung misslingen kann, gelten die Vorgänge in der Erzdiözese Köln, die in der Tagespresse bereits unmittelbar nach den Geschehnissen im Winter 2020 als Instrumentalisierung der Betroffenen und Wiederholung des Missbrauchs charakterisiert wurden (Kölner Stadtanzeiger 2020). Kardinal Woelki hatte ein Rechtsgutachten wegen angeblicher schwerer Mängel mit Zustimmung des Betroffenenbeirates zurückgehalten und ein neues Gutachten in Auftrag gegeben (Deckers 2020). Im August 2022 zitierte der Kölner Stadtanzeiger aus einem internen Papier der insgesamt 820.000 € teuren PR-Beratung Ewald & Rössing. Daraus ging nachträglich hervor, wie tatsächlich im Konflikt um das abgesagte Missbrauchsgutachten Ende Oktober 2020 die Einbeziehung des Betroffenenbeirates bewusst strategisch angedacht wurde. Die Planung lautete, das Treffen mit dem Betroffenen-Beirat müsse „so vorbereitet und durchgeführt werden, dass tendenziell Szenario A eintritt." Mit diesem Szenario sei, so der Kölner Stadt-Anzeiger, ein einstimmiges Votum des Beirats gegen das WSW-Gutachten und für die Erstellung einer neuen Untersuchung gemeint gewesen (Süddeutsche Zeitung 2022). Dieser Fall macht deutlich, dass Beteiligung für die Personen, welche das Betroffenen-Interesse repräsentieren sollen, auch mit erheblichen individuellen Risiken, ja Gefahren verbunden ist. Fast regelmäßig führen allein schon Ernennung und Mitwirkung in Gremien zu Anfeindungen durch andere Betroffene, die sich nicht hinreichend oder in der von ihnen erwarteten Weise durch entsprechende Personen repräsentiert sehen. Gleichzeitig sind Betroffenen-Vertreterinnen und -vertreter häufig in den Gremien eine Subgruppe, die sich bisweilen wie ein Fremdkörper fühlen muss.

Tatsächlich besteht ja auch ein Unterschied zwischen Personen mit Erfahrungsexpertise, die es aufgrund ihrer Ausbildung und anderen Lebenserfahrungen gewohnt sind, in der Öffentlichkeit zu stehen und sich gut artikulieren können, und andererseits Personen, die aufgrund diverser Benachteiligungen allgemein in ihren Beteiligungsmöglichkeiten am gesellschaftlichen Leben eher eingeschränkt sind, aber vielleicht besonders viel beizutragen hätten. Die Berücksichtigung potentieller Interessenskonflikte ist bei Betroffenen-Vertreterinnen und -vertretern in Gremien genauso wichtig wie bei den anderen Akteurinnen und Akteuren. Wenn also unabhängige Kommissionen letztendlich doch durch Abhängigkeiten charakterisiert sind, und sei es nur, weil man es dem Bischof als Auftraggeber rechtmachen will und durch die neue Position Nähe sucht, dann sind dies Dinge, welche Ergebnisse von Prozessen beeinflussen können und gleichzeitig Keile zwischen Betroffene treiben können. Betrachtet man die Studien zur Häufigkeit sexualisierter Gewalt gegen Kinder im Dunkelfeld, wird schnell deutlich, dass die Fälle aus dem administrativen Hellfeld, welche in Aufarbeitungsprojekten, z. B. aus Kirchenakten, Gegenstand einer Analyse wie etwa bei der MHG-Studie wurden, nur die Spitze des Eisbergs vertreten. So verhält es sich auch, dass die sich als Betroffene outenden Betroffenenvertreterinnen und -vertreter in solchen Projekten nur die Spitze einer Vielzahl von Betroffenen in den jeweiligen Forschungs-, Aufarbeitungs- oder Entwicklungsprozessen darstellen. Natürlich gibt es auch unter den Forschenden, unter den Verwaltenden oder sogar unter den auftraggebenden Personen solche, die betroffen sind, sich aber dafür entschieden haben, dies nicht laut zu kommunizieren. Man muss also immer, auch wenn es eine formale Betroffenen-Beteiligung gibt, davon ausgehen, dass noch weitere Opfer sexualisierter Gewalt an solchen Prozessen beteiligt sind, welche aber aus biografischen Gründen oder aus Überlegungen der Neutralität ihrer Position, die sie in Gremien einnehmen, sich nicht öffentlich dazu bekennen wollen.

## 6.4 Sprache und Betroffene

Häufig wird in solchen Konstellationen schon allein der Sprachgebrauch sehr aufmerksam beobachtet. Wie sich Betroffene selbst charakterisieren oder wie über Betroffene gesprochen wird, drückt natürlich auch Erwartungen und Verhaltensstereotype aus. Wir benutzen in diesem Text in Anlehnung an Katsch (2020) den Begriff „Opfer" immer dann, wenn es darum geht, deutlich zu machen, dass Täter und institutionelle Strukturen, welche Taten begünstigen, sowie Verantwortungsträger, die auf Taten nicht adäquat reagier(t)en, Verantwortung gegenüber Opfern im Sinne von Verbrechensopfern strafrechtlich relevanter Taten tragen. Opfer solcher Taten haben Ansprüche auf soziale Entschädigung im Rahmen des bisherigen Opferentschädigungsrechts und im Rahmen des zukünftigen SGB XIV in Deutschland. Wir würden aber nicht von „Opferbeteiligung" sprechen, da wir Personen, welche als Betroffene Erfahrungsexpertise in solche Prozesse einbringen, nicht auf ihr Opferdasein reduzieren wollen/sollten. Denn sie bringen sich als Personen gerade auch mit ihren Stärken ein, mit ihren anderen Fähigkeiten, mit einem spezifischen Selbstverständnis in einer spezifischen Empathie, aber eben auch mit einer spezifischen Vulnerabilität aufgrund der eigenen Betroffenheit und den damit verbundenen Lebensläufen.

Sehr häufig wird in der Kommunikation gerade von Repräsentanten und Repräsentantinnen von Institutionen gegenüber der Presse versucht deutlich zu machen, auf welcher Seite man steht, indem man mit Abscheu über die Taten spricht, die Täter quasi dämonisiert, sie als außergewöhnliche Einzelfälle stilisiert und von den Opfern ihrer Taten behauptet, sie seien für ihr Leben geschädigt, gezeichnet etc. Solche Opferstereotype sind gefährlich und schädlich. Es gibt sogar Betroffene, welche die „Seelenmord-Metapher" benutzen, um Forderungen aufzustellen wie z. B. die, dass eine Verjährung bei entsprechenden Sexualstraftaten ebenso wenig eintreten sollte wie bei Mord. Professionelle sollten solche Bilder allerdings nicht aufgreifen oder bedienen, denn sie wirken lähmend und widersprechen einer Teilhabe der Betroffenen am gesellschaftlichen Leben ebenso wie an gesellschaftlichen Entwicklungs- und Aufarbeitungsprozessen. Betroffene, die solche Taten überlebt haben, sind eben nicht seelisch tot. Sie leben, und sie haben Wünsche nach Teilhabe, nach Zugehörigkeit. Sie haben ein Anrecht auf Anerkennung und Unterstützung unter anderem auch durch Therapie.

Mittlerweile gibt es im Übrigen sehr wirkungsvolle Traumatherapien, deren Wirksamkeit in zahlreichen Studien international und Dank der BMBF-Förderung auch in Deutschland nachgewiesen ist. Das Problem ist immer noch, dass der Zugang zu einer qualifizierten Traumatherapie im Versorgungssystem nicht hinreichend gesichert ist. Man kann also nicht formulieren, wie es der nordrhein-westfälische Innenminister Reul tat, als er die Debatte um eine Verschärfung des Sexualstrafrechts anstoßen wollte: „Für mich ist sexueller Missbrauch wie Mord ... Damit wird das Leben von Kindern beendet – nicht physisch, aber psychisch. Wenn die Herstellung und Verbreitung von Missbrauchsbildern immer noch genauso bestraft wird wie Ladendiebstahl, dann fehlt mir dafür jedes Verständnis. Dann interessiert mich auch nicht mehr, ob das rechtssystematisch richtig oder falsch ist. Das ist mir wurscht." (Süddeutsche Zeitung 2020). So werden die Betroffenen gleich ganz aufgegeben, und man konzentriert sich nur auf die Strafverfolgung und die Täter.

Heute wird intensiv auch über posttraumatisches Wachstum gesprochen, also über die Herausbildung besonderer Stärken und Fähigkeiten durch das Zurechtkommen trotz extremer Belastungen. Viktor E. Frankl, der Neurologe, Psychiater und Psychotherapeut, hat diesen Prozess aus eigener Erfahrung als KZ-Häftling beschrieben, als und wie es darum ging, auch in ausweglosen Situationen aktiv die Menschenwürde zu wahren und damit ein zentrales sinnstiftendes Element im Leben zu finden (Frankl 2009). Dies bedeutet aber gerade nicht, die Opfererfahrung sexualisierter Gewalt generell zu überhöhen und z. B. ein „Lehramt der Opfer" zu reklamieren. Solche theatralischen Demutsgesten der Institutions-Vertreter und -vertreterinnen und eine übermenschliche Überhöhung der Gruppe von Betroffenen entindividualisiert wiederum die Personen und ihre jeweiligen Schicksale. Eine andere Art der unguten Spiritualisierung liegt dort vor, wo entweder nach dem Prinzip „mehr Leiden = mehr Verdienst und mehr Erlösung" verfahren wird oder wo eine unmittelbare Gleichsetzung des „Kreuzes-Opfers

Jesu“ mit dem Leiden der Opfer von sexueller Gewalt stattfindet. Solche Spiritualisierungen resultieren in einer Selbstimmunisierung sowohl des persönlichen wie des institutionellen Erlebens. Es gibt dann kein wirkliches Mit-Leid, sondern vielmehr die Verweigerung, sich mit den konkreten systemischen und personalen Verantwortlichkeiten auseinanderzusetzen.

## 6.5 Engagement von Betroffenen und Selbsthilfe

Eine wesentliche Bedeutung bei der zunehmenden gesellschaftlichen Wahrnehmung der Thematik seit den 1980er-Jahren sowie bei der Organisation von Hilfe und Beratung für Betroffene spielte die Selbsthilfebewegung, deren Institutionen sich in ihrer Beratungstätigkeit inzwischen professionalisiert und überregional organisiert haben. Während diesen Stellen in den 1990er-Jahren häufig noch Parteilichkeit und kriminalistischer Aufdeckungseifer vorgeworfen wurde – etwa im Rahmen der von der Pädagogin Katharina Rutschky und dem Sozialpädagogen Reinhard Wolf angezettelten Debatte um Missbrauch mit dem Missbrauch –, wird heute allgemein die wichtige Bedeutung der spezialisierten Fachberatung im Kinderschutz und bei der Entwicklung von Schutzkonzepten anerkannt. Das führte aber nicht dazu, dass die einzelnen Beratungsstellen aus ihrer prekären Fördersituation heraus in eine gesicherte nachhaltige Existenz übergeführt werden konnten. Noch heute ringen viele dieser Stellen jedes Jahr um ihre Finanzierung. Sie müssen viel Kraft, die eigentlich für die Beratungsarbeit zur Verfügung stehen sollte, in administratives Ringen investieren. Während für Professionelle etwa bei der Arbeit in der Psychiatrie bestimmte Personalstandards oder Supervisionsangebote reguliert sind, muss bei den genannten Organisationen in jedem Bereich alles erkämpft werden. So werden nolens volens immer wieder Kompromisse eingegangen, um das jeweilige Gesamtprojekt nicht zu gefährden. Sich selbst organisierende Betroffene, die andere unterstützen wollen, werden so wiederum zu Opfern der Verhältnisse. Es ist nicht verwunderlich, dass zahlreiche Personen, die das Feld einmal geprägt hatten, irgendwann einfach nicht mehr konnten und mit „Burnout“ das Feld verließen. Betroffenen-Engagement und Betroffenen-Beteiligung braucht deshalb auch Fürsorge für Betroffene und unterstützende Rahmenbedingungen. Während es etwa für gut bezahlte, ökonomisch abgesicherte Funktionsträger und -trägerinnenselbstverständlich ist, dass ihre Dienstreisen nach entsprechenden Regelungen erstattet werden oder dass Freiberufliche eigens Ausfallshonorare für Gremientätigkeit erhalten usw., ist vieles bei der Betroffenen-Beteiligung bis heute noch unklar.

Auch hier hat der UBSKM mit dem Betroffenenrat für Deutschland wesentliche erste Standards gesetzt. Neben der oben genannten Aufwandsentschädigung werden den Mitgliedern des Betroffenenrates die Reisekosten für Fahrten zu den Sitzungen und die Übernachtung im vorgebuchten Hotel bezahlt. Zudem haben sie Anspruch auf Supervision. Die öffentliche Verwaltung tut sich ähnlich wie die Verwaltung von Bistümern aber bis heute schwer mit der Anerkennung von Spesen und auch Leistungsentgelten sowie Ausgleichszahlungen für Verdienstausfall bei

Betroffenen, die an Prozessen mitwirken. Und das bei den Bistümern, obwohl die „Gemeinsame Erklärung" sich für die diözesanen Aufarbeitungskommissionen und Betroffenenbeiräte an der Regelung des Betroffenenrates orientiert. Hinzu kommt, dass manche teilhabeeingeschränkte Betroffene besondere Unterstützung für die Wahrnehmung ihrer wichtigen Funktionen benötigen oder bestimmte Formen der Entlohnung letztendlich ablehnen müssen, da sie sonst mit sozialrechtlichen oder steuerlichen Nachteilen konfrontiert würden. Derzeit gibt es keine systematischen Ausbildungskurse für Betroffenen-Beteiligung, die sowohl Betroffenen als auch Professionellen, welche Beteiligung ermöglichen wollen, das Feld erschließen, indem sie zunächst einmal ein gemeinsames Grundverständnis und eine gemeinsame Sprache erarbeiten. So müssen überall vor Ort von den Individuen viele Dinge neu verstanden und konzipiert werden. Dies ist nicht nur Ressourcenverschwendung, sondern trägt auch zur Ungleichheit zwischen Professionellen und Erfahrungsexpertinnen und -experten bei. Es verhindert wirkliche Zusammenarbeit und reduziert Betroffenen-Beteiligung auf Beratung, die dann nicht selten auch zum Alibi wird. Während die Professionellen in der Regel über Unterstützungsstrukturen im Alltag verfügen, über Sekretariate und wissenschaftliche Mitarbeitende, wird den Betroffenen oft der Zugang erschwert und alltägliche Organisationsarbeit nicht durch entsprechende Assistenz erleichtert, obwohl sie es vielleicht dringend benötigen würden. Um gute Betroffenenarbeit im Rahmen von Projekten überhaupt zu ermöglichen, bedarf es hier tatsächlich gezielter Investitionen.

Wieder ragt dabei der Betroffenenrat bei der UBSKM heraus, weil eine Geschäftsstelle im Arbeitsstab der UBSKM den Betroffenenrat entlastet. Doch nicht nur institutionelle Fürsorge ist gefordert, sondern auch individuelle Reflexion. Das Erleben von sexualisierter Gewalt und anderer früher Kindheitsbelastungen bringt eine erhöhte Vulnerabilität mit sich. Die Auseinandersetzung mit solchen Inhalten kann der Bewältigung förderlich sein, kann altruistischen Motiven folgen, aber auch zu Verstrickungen und erneuten Verletzungen führen. Damit ist hier nicht nur gemeint, dass die Befassung mit einzelnen Fallgeschichten Betroffene „triggern" kann, sondern dass durch die Übernahme offizieller Funktionen als Betroffenenvertreter/-vertreterinnen oder Betroffenensprecher/-sprecherinnen Konflikte ausgelöst werden, die zu einer erheblichen Belastung werden können. Inhaltliche Divergenzen werden personalisiert und persönliche Konflikte eskalieren. Wir kennen zahlreiche nachhaltige Verletzungen, Brüche, Anfeindungen sowie eine hellwache, aufgeregte Beobachtung, „wer mit wem" in der Szene steht.

Hinzu kommt, dass Opferstereotype und entsprechende Bilder, welche Betroffene auf den Opferstatus reduzieren, auch Professionellen Angst machen, mit Betroffenen zu interagieren. Professionelle werden veranlasst, ein verspanntes Oszillieren zwischen Überhöhung und Verachtung an den Tag zu legen, welches sie von einer Zusammenarbeit auf Augenhöhe immer weiter entfernt. Ähnlich wie interdisziplinäre Zusammenarbeit ist die Zusammenarbeit mit Betroffenen zwar vielleicht erfolgversprechend und gewinnbringend, aber auf jeden Fall auch anstrengend. Sie hält zunächst einmal scheinbar jedes Projekt auf.

Ähnlich wie etwa bei der Zusammenarbeit von Tatsachenwissenschaftlerinnen/-wissenschaftlern und Juristinnen/Juristen muss zunächst einmal eine gemeinsame Sprache gefunden werden. Dann muss über die Darstellungsformen wissenschaftlicher Ergebnisse gerungen werden. Dazu ist es wichtig, sich aufeinander einzulassen, d. h. auch, dass Betroffene etwa erklären können müssen, weshalb sie bestimmte Begriffe verwenden und andere Formulierungen ungeschickt oder unpassend finden, Formulierungen, die Forschende, welche eine bestimmte Expertise als Historikerinnen/Historiker oder als Traumaforschende mit sich bringen, vielleicht nicht hinreichend reflektiert haben. Häufig ist in solchen Phasen des Kennenlernens zu hören, wer so über das Thema spreche, könne gar keine guten Ergebnisse erzielen im Sinne der Betroffenen. Es geht dann eher um Ausgrenzung als um gegenseitiges Verständnis. Deshalb sollte man Forschungskonsortien oder Aufarbeitungskommissionen auch die Zeit geben, sich nicht nur über eine Arbeitsweise und das Prozedurale zu einigen, sondern sich persönlich kennenzulernen, um gegenseitiges Verständnis und Entwicklung einer gemeinsamen Haltung und Sprache zu fördern. Dabei kann wiederum externer Input helfen.

## 6.6 Unterstützung und Empowerment

Betroffenen-Beteiligung ist heute Standard in der Aufarbeitung und in vielen Forschungsprojekten. Gleichzeitig gibt es aber keine Standards und viel zu wenige Ressourcen und Unterstützungsmöglichkeiten, die Betroffenen-Beteiligung tatsächlich ermöglichen. Um Partizipation nicht zu einem Alibi verkommen zu lassen und Betroffene, welche schon einmal in einem Abhängigkeitsverhältnis ausgebeutet wurden, nicht erneut manipulativ einzusetzen und auszubeuten, ist es wichtig, dass Betroffene für ihren Einsatz empowert werden und bei den dabei entstehenden Belastungen unterstützt werden. Dies betrifft nicht nur finanziellen Ausgleich und die Schaffung rechtlicher Regelungen, welche solche finanziellen Anerkennungszahlungen effektiv ermöglichen, sondern auch die großzügige Gewährung von Supervisions- und Coachingmöglichkeiten für Betroffene. Statt die Betroffenenrolle zu überhöhen, sollten die Kirchen ein tätiges Beispiel der Unterstützung geben, aus dem die Gesamtgesellschaft lernen kann, damit tatsächlich möglichst Viele Nutzen und Lehren aus der Erfahrungsexpertise von Betroffenen ziehen können. Gleichzeitig müssen diese Prozesse des Einbezugs auch immer der Dimension notwendiger Anerkennung von Leid und Unrecht gerecht werden. Kavemann et al. (2019) haben in ihrer „Studie zu Erwartungen Betroffener sexuellen Kindesmissbrauchs an gesellschaftliche Aufarbeitung für die Unabhängige Kommission zur Aufarbeitung sexuellen Kindesmissbrauchs“ eine wichtige Übersicht zur Betroffenen-Beteiligung bei der Aufarbeitung gegeben. Sie führen dabei die beachtenswerten Definitionen zum Thema „Anerkennung von Leid und Unrecht“ und zum Thema „Anerkennung von Stärke und Überlebenskraft“ ein. Auf der Basis ihrer Interview-Ergebnisse wird Aufarbeitung als Prozess gesellschaftlichen Wandels ebenso dargestellt wie als Prozess individueller Lebensbewältigung.

## Literatur


Deckers D (FAZ) (14.11.2020) Missbrauchte Betroffene. https://www.eckiger-tisch.de/wp-content/uploads/2020/12/faz.pdf

Farin-Glattacker E, Kirschning S, Meyer T, Buschmann-Steinhage R (2014) Partizipation an der Forschung – eine Matrix zur Orientierung. https://www.dvfr.de/fileadmin/user_upload/DVfR/Downloads/Stellungnahmen/Partizipation_an_der_Forschung_%E2%80%93_eine_Matrix_zur_Orientierung_Ef.pdf

Fegert JM (2022) Anerkennung psychischer Traumafolgen – Eine Spurensuche, inspiriert von der St. Psychiatrieverlag, Köln, Michaelsfigur im Ulmer Münster

Fegert JM, Rassenhofer M, Schneider T, Seitz A, Spröber N (Hrsg) (2013) Sexueller Kindesmissbrauch. Zeugnisse, Botschaften, Konsequenzen. Ergebnisse der Begleitforschung für die Anlaufstelle der Unabhängigen Beauftragten der Bundesregierung zur Aufarbeitung des sexuellen Kindesmissbrauchs, Frau Dr. Christine Bergmann. Beltz Juventa, Weinheim & Basel

Frankl V (2009) Trotzdem ja zum Leben sagen – Ein Psychologe erlebt das Konzentrationslager. Penguin Random House Verlagsgruppe GmbH, München

Katsch M (2020) Damit es aufhört – Vom befreienden Kampf der Opfer sexueller Gewalt in der Kirche. Nicolai Publishing & Intelligence GmbH, Berlin

Kavemann B, Nagel B, Doll D, Helfferich C (2019) Studie „Erwartungen Betroffener sexuellen Kindesmissbrauchs an gesellschaftliche Aufarbeitung". https://www.aufarbeitungskommission.de/wp-content/uploads/2019/09/Studie_Erwartungen-Betroffener-sexuellen-Kindesmissbrauchs-an-die-gesellschaftliche-Aufarbeitung.pdf

Kölch M, Spitzer C (2021) Expertise „Partizipation Betroffener in Studien zur Häufigkeit von sexueller Gewalt an Kindern und Jugendlichen". https://beauftragte-missbrauch.de/fileadmin/user_upload/Publikationen__Expertisen_und_Studien/Expertise_UBSKM_Partizipation_Betroffene_Studien_2021.pdf

Kölner Stadtanzeiger (10.11.2020). Wiederholung des Missbrauchs" Interview mit Jesuitenpater Klaus Mertes

Rassenhofer M, Zimmer A, Spröber N, Fegert JM (2015) Child sexual abuse in the Roman Catholic Church in Germany: comparison of victim-impact data collected through church-sponsored and government-sponsored programs. Child Abuse & Negl https://doi.org/10.1016/j.chiabu.2014.11.013

Süddeutsche Zeitung (11.6.2020). Reul: „Missbrauch ist wie Mord", scharfe Kritik an Lambrecht. https://www.sueddeutsche.de/panorama/duesseldorf-reul-missbrauch-ist-wie-mord-scharfe-kritik-an-lambrecht-dpa.urn-newsml-dpa-com-20090101-200611-99-384805

Süddeutsche Zeitung (5.8.2022). Die PR-Strategie des Erzbischofs. https://www.sueddeutsche.de/politik/erzbistum-koeln-missbrauch-klage-pr-agentur-1.5634731

Zimmer A, Lappehsen-Lengler D, Weber A, Götzinger K (2014) Sexueller Kindesmissbrauch in kirchlichen Institutionen – Zeugnisse, Hinweise, Prävention. Beltz Juventa, Weinheim & Basel

# 7 Standards Betroffenenbeteiligung im Kontext institutioneller Aufarbeitung sexualisierter Gewalt

Kerstin Claus

## Inhaltsverzeichnis



Alle Teilnehmenden am Dialogprozess: Betroffene sexualisierter Gewalt in Kindheit und Jugend, Vertreter:innen von Institutionen, unabhängige Aufarbeiter:innen, Arbeitsstab UBSKM, Betroffenenrat bei der UBSKM, Unabhängige Kommission des Bundes zur Aufarbeitung sexuellen Kindesmissbrauchs.

Diese Standards für die Betroffenenbeteiligung wurden durch den Dialogprozess entwickelt und im Juni 2025 veröffentlicht. Nähere Informationen zum Dialogprozess finde sich unter https://www.der-dialogprozess.de/.

Wir danken der Unabhängigen Bundesbeauftragten gegen sexuellen Missbrauch von Kindern und Jugendlichen Kerstin Claus für die Abdruckgenehmigung.

In den Standards wurde mit Doppelpunkt gegendert. Wir haben dies belassen.


K. Claus (✉)
Unabhängige Bundesbeauftragte gegen sexuellen Missbrauch von Kindern und Jugendlichen, Berlin, Deutschland
E-Mail: Kerstin.Claus@ubskm.bund.de





J. M. Fegert et al. (Hrsg.), *Safeguarding – Grundlagen in Forschung und Praxis*, Forschung und Debatten zu Safeguarding,
https://doi.org/10.1007/978-3-662-73156-7_7

## 7.1 Beteiligung als Haltung – Standards für eine neue Praxis

Die hier vorliegenden Standards eröffnen Perspektiven. Sie geben Orientierung, wie ein tragfähiger Beteiligungsprozess im Rahmen der institutionellen Aufarbeitung sexualisierter Gewalt gegen Kinder und Jugendliche vorbereitet, umgesetzt und zu einem Abschluss geführt werden kann – gemeinsam, verbindlich und verantwortungsvoll.

Der Dialogprozess hat Muster durchbrochen. Er hat gezeigt, dass Empowerment, Selbstreflexion und klare Strukturen einen nachhaltigen Austausch ermöglichen – mit dem Ziel, eine gemeinsame Haltung zur Aufarbeitung zu entwickeln. Betroffene nicht zu beteiligen, sie zu stigmatisieren statt ihre Expertise anzuerkennen – das sind Muster, die bis heute in Politik, Forschung und Institutionen bestehen.

Angestoßen wurde der Prozess 2021 vom Betroffenenrat bei der Unabhängigen Beauftragten, der feststellte, dass erste Institutionen zwar Schritte in Richtung Partizipation unternommen hatten, oftmals allerdings ohne für die zwingend erforderlichen transparenten und verlässlichen Rahmenbedingungen zu sorgen. Daraus entstand die Idee, gemeinsam mit der Unabhängigen Kommission des Bundes zur Aufarbeitung sexuellen Kindesmissbrauchs und dem UBSKM-Amt eine Grundlage zu erarbeiten, wie gelingende Betroffenenbeteiligung aussehen könnte – eine Art Leitfaden oder ein praxisnahes Handbuch.

Nun, vier Jahre später, lässt sich tatsächlich sagen: Der Weg war das Ziel. Der Dialogprozess hat Menschen, Strukturen, Interessen, Zweifel und Erwartungen zusammengeführt. Dieser gemeinsame Weg war alles andere als selbstverständlich – und ja, er hätte auch scheitern können. Denn bis heute ist es alles andere als selbstverständlich, dass Betroffene sexualisierter Gewalt gerade mit Vertreter:innen jener Institutionen in solch einen komplexen Aushandlungsprozess treten, die für die erlittenen Taten (Mit-)Verantwortung tragen. Unterstützt wurde dieser Prozess durch die immer wieder wichtigen Impulse der unabhängigen Aufarbeiter:innen, die ihre Erfahrungen aus bisherigen Projekten einbrachten. Elementar waren zudem klare und verlässliche Regeln, eine unabhängige Moderation und die strukturelle Einbettung des Prozesses in die Arbeit meines Amtes. So wurde es möglich, über zwei Jahre hinweg fokussiert dieses Ziel zu verfolgen. Vor Ort und digital, professionell und auch emotional, mal in Arbeitsgruppen wie auch im Plenum. Nun liegt mit diesem Heft das Ergebnis vor: „Standards der Betroffenenbeteiligung im Kontext institutioneller Aufarbeitung sexualisierter Gewalt".

Der Dialogprozess war für alle Beteiligten ein neues Format, gleichermaßen Abenteuer und immense Herausforderung. Es ist all denen, die dabei waren, mitgewirkt und mitgerungen haben zu verdanken, dass wir das gemeinsam gesteckte Ziel erreichen konnten. Alle haben mit ihrem Engagement, Mut und persönlichem Herzblut diesen Prozess gestaltet und ihn über ihre vielfältige Expertise mit Leben gefüllt.

Standards geben Orientierung und sind ein unverzichtbares Qualitätsmerkmal. Gelingende und transparente Aufarbeitung sexualisierter Gewalt im institutionellen Kontext kann nicht alleinig seitens der Institution gesteuert werden. Nicht im Beginn und nicht mit dem Schlusspunkt. Sie setzt voraus, dass Betroffene von Beginn an als gewichtige Akteur:innen adressiert und einbezogen sind. Wird dieser Aspekt gelebt, eröffnet sich die Chance eines Paradigmenwechsels sowohl in der Haltung gegenüber Betroffenen wie auch im Erkennen der institutionelle Ermöglichungsstrukturen für diese Taten. Und dies ist, davon bin ich überzeugt, eine wesentliche Grundvoraussetzung sowohl für individuelle wie auch für institutionelle Aufarbeitung. Ich wünsche mir, dass diese Standards schnell und umfassend verstanden und umgesetzt werden.

Aufarbeitung kann Geschehenes nicht ungeschehen machen – aber sie kann Sichtbarkeit schaffen, für das, was war und was weiterhin wirkt. Die Voraussetzungen dafür sind mit diesen Standards geschaffen. Allen, die dazu beigetragen haben, gilt mein großer Dank.

## 7.2 Präambel

Die vorliegenden Standards sollen Betroffenen Sicherheit geben, um Struktur und Verbindlichkeit in der Aufarbeitung einzufordern sowie Mitgestaltung und Teilhabe zu gewährleisten. Sie sind ein Leitfaden und ein Werkzeug für Institutionen und alle an Aufarbeitungsprozessen Beteiligten. Sie vermitteln Orientierung in einem Feld, das die genannten Aspekte oftmals vermissen lässt. Zugleich können die Standards eine Bestärkung für all jene sein, denen eine institutionelle Aufarbeitung bevorsteht, die sich bereits inmitten eines Prozesses befinden und die ihrer Verantwortung umfassend nachkommen wollen. Sie sind zugleich eine politische Forderung nach besseren Rahmenbedingungen und strukturellen Möglichkeiten für gelungene Aufarbeitung und setzen Maßstäbe für übergeordnete Strukturen.

Ziel ist, dass institutionelle Aufarbeitung weder der Auslegung Einzelner noch deren Willkür ausgesetzt ist.

Aufarbeitung ist anspruchsvoll und erfordert ein Bewusstsein aller Beteiligten hinsichtlich folgender Kriterien:

- In jedem Aufarbeitungsprozess braucht es eine Verständigung über ein gemeinsames Menschenbild. Dabei handlungsleitend sind die UN-Kinderrechtskonvention sowie Artikel 1 Absatz 1 des Grundgesetzes: „Die Würde des Menschen ist unantastbar. Sie zu achten und zu schützen ist Verpflichtung aller staatlichen Gewalt.“ Die Würde Betroffener wurde bereits durch die angetane Gewalt verletzt und muss in allen Diskussionen, Entscheidungen und Handlungen gewahrt bleiben.
- Die Unversehrtheit von Kindern und Jugendlichen und das Recht auf freie Entfaltung der Persönlichkeit sind grundlegende Werte unseres Zusammenlebens, die durch Staat, Institutionen und Gesellschaft geschützt werden müssen. Wurden diese Werte verletzt, ist es besonders wichtig, dass die Menschen in den

beteiligten Institutionen ehrlich und respektvoll mit dem Unrecht umgehen und es verantwortungsvoll aufarbeiten.
- Sprache prägt den Umgang miteinander – alle Beteiligten sollen sie sensibel und reflektiert einsetzen.
- Auch gelungene Aufarbeitung kann das strukturelle Machtungleichgewicht zwischen Institutionen und Betroffenen nicht aufheben. Es geht vielmehr um ein kritisches Bewusstsein über Machtverhältnisse und um „Augenhöhe" als Leitidee.
- Alle Beteiligten lernen und verändern sich im Laufe eines Prozesses. Diese Dynamik und die dadurch gewonnenen Erkenntnisse, Erfahrungen und Veränderungen sind Bestandteil der Aufarbeitung und als solche zu würdigen.
- Standards ermöglichen eine strukturierte Aufarbeitung und Zusammenarbeit. Dies ist jedoch nicht gleichzusetzen mit einer Vereinheitlichung über alle institutionellen Kontexte hinweg. Jede Organisationsstruktur hat ihre eigenen Besonderheiten und Rahmenbedingungen, die zu berücksichtigen sind. Jede Aufarbeitung auf der Grundlage der hier vorgelegten Standards erfordert Anpassungen an die institutionellen Gegebenheiten. Diese sollten immer in Abstimmung mit den Betroffenen erfolgen und keiner Willkür unterliegen.
- Ein Prozess ist niemals vollständig abgeschlossen. Es können womöglich nicht alle Ziele erreicht werden, gegebenenfalls braucht es weitere Teilprozesse oder Folgeprojekte. Zudem sollte jede Aufarbeitung auch Teil einer gesamtgesellschaftlichen Erinnerungskultur werden.

Menschen, denen in ihrer Kindheit und Jugend sexualisierte Gewalt widerfahren ist, sind genauso mündig wie alle anderen Beteiligten. Sie dürfen weder reviktimisiert noch paternalistisch behandelt oder auf ihre Betroffenheit reduziert werden.

Betroffene bringen vielfältige Perspektiven, Kompetenzen und Qualifikationen in den Aufarbeitungsprozess ein – darunter biografische, fachliche, wissenschaftliche oder aktivistische. Resilienz bedeutet in diesem Zusammenhang nicht nur persönliche Widerstandskraft, sondern auch die Fähigkeit, trotz struktureller Hindernisse Veränderung anzustoßen und zu begleiten. Viele von ihnen sind nicht nur Überlebende institutionellen Unrechts, sondern gestalten gesellschaftliche Prozesse professionell und reflektiert mit. Ihre aktive Mitwirkung erfordert eine partizipative Zusammenarbeit, die bestehende Machtasymmetrien anerkennt und strukturell adressiert.

Ein Grundsatz eines jeden Aufarbeitungsprozesses soll lauten: Berichte über sexualisierte Gewalt werden nicht per se angezweifelt und die Expertise von Betroffenen wird anerkannt. Diskriminierung findet statt, wenn die Erfahrungen und das daraus gewonnene Wissen von betroffenen Menschen nicht anerkannt werden. Aufarbeitung bedeutet daher auch, explizit die Perspektiven jener Menschen zu achten, die durch ihr Erleben ein besonderes Verständnis der Problematik entwickelt haben – deren Sichtweisen aber bislang kaum Gehör finden. Wenn Menschen sich auf ihr Recht berufen, frei von Diskriminierung zu leben, sollte dieses Recht auch Raum schaffen für die Anerkennung ihres Wissens und ihrer Erfahrungen. So kann eine Kultur der Antidiskriminierung – und mit ihr die Kultur der Institution – durch Aufarbeitung offener, sensibler und lernfähiger werden.

Betroffene sexualisierter Gewalt sind häufig weiteren Formen von Diskriminierung ausgesetzt – zum Beispiel wegen ihres Geschlechts, einer Behinderung, ihres sozioökonomischen Status, ihrer sexuellen Orientierung, ihrer (zugeschriebenen oder tatsächlichen) Herkunft, Hautfarbe, kulturellen Zugehörigkeit oder ihres Alters. Das Zusammenspiel von offenen und subtilen Diskriminierungsformen muss im Rahmen von Aufarbeitungsprozessen in einem Klima gegenseitiger Anerkennung und des Respekts thematisiert werden können.

Aufarbeitungsprozesse müssen sich nicht nur klar gegen jede Form von Ausgrenzung stellen, sondern auch die eigenen institutionellen Strukturen kritisch hinterfragen. Das bedeutet: Diskriminierung darf nicht reproduziert oder übersehen werden – weder bewusst noch unbewusst. Aufarbeitung bedeutet auch die Aufarbeitung von struktureller und institutioneller Diskriminierung. Erzählmuster und Strategien, die Betroffene entwerten oder ihre Glaubwürdigkeit untergraben – etwa indem Schilderungen erfahrener Gewalt als „falsche Erinnerungen" bezeichnet werden oder pauschale Zweifel an Aussagen bestehen – haben in einem ernsthaften Aufarbeitungsprozess keinen Platz.

Betroffene sexualisierter Gewalt haben tiefes Unrecht erlebt und viele sind Opfer schwerer Verbrechen geworden. Es ist unabdingbar, dass Institutionsvertreter:innen und externe Aufarbeiter:innen das erlittene Unrecht anerkennen und die damit verbundenen Verbrechen und Menschenrechtsverletzungen klar benennen. Nur so können sie sich ehrlich damit auseinandersetzen und das Geschehen aufarbeiten.

Der Staat und Institutionen, welche eine juristische oder moralische Schutzpflicht für Kinder und Jugendliche haben, tragen eine besondere Verantwortung. Es ist ihre Pflicht, Kinder und Jugendliche vor Missbrauch zu schützen und zu gewährleisten, dass sie in sicheren Strukturen aufwachsen. Daraus ergibt sich wiederum die Verpflichtung, Missbrauchsfälle aufzuarbeiten und aus der Vergangenheit zu lernen. Dabei darf sich institutionelle Verantwortung jedoch nicht im bloßen Erfüllen formaler Vorgaben erschöpfen. Notwendig ist auch eine innere Haltung, die Schutz und Fürsorge als grundlegende Werte begreift – nicht als Last, sondern als ethische Selbstverpflichtung.

Nur wenn Aufarbeitung nicht allein als Pflicht, sondern als Ausdruck einer gelebten Kultur des Hinschauens und Ernstnehmens verstanden werden, können Institutionen klare Strukturen zur Prävention etablieren. Nur dann können sie sicherstellen, dass Kinder und Jugendliche in einer Umgebung aufwachsen, die von Respekt, Sicherheit und Unterstützung geprägt ist und in der ihr Recht auf gewaltfreie Erziehung sowie der Schutz vor jeglichen Formen von Gewalt gewahrt werden.

## 7.3 Die Startphase

### 7.3.1 Ein gemeinsames Verständnis entwickeln

Ein institutioneller Aufarbeitungsprozess kann auf verschiedene Weisen beginnen. Meist liegt ihm eine der beiden folgenden Konstellationen zugrunde: Entweder fordern Betroffene die Aufarbeitung ein oder die Institution selbst initiiert den Prozess. Diese Unterscheidung ist wichtig, da sich daraus unterschiedliche Dynamiken und Machtverhältnisse ergeben.

In beiden Fällen ist es entscheidend, dass in der Konzeptionsphase vor dem offiziellen Beginn des Aufarbeitungsprozesses Rahmenbedingungen geschaffen werden, die Vertrauen ermöglichen und die Bedürfnisse aller Beteiligten – insbesondere der Betroffenen – berücksichtigen. Sonst besteht die Gefahr, dass der Prozess als Alibiveranstaltung wahrgenommen wird oder scheitert.

#### 7.3.1.1 Begriffe klären

In der Auseinandersetzung mit sexualisierter Gewalt werden verschiedene Ebenen und Formen der Aufarbeitung und Aufklärung unterschieden.

**Individuelle Aufarbeitung** bezieht sich auf die persönliche Auseinandersetzung eines Menschen mit dem erlebten Unrecht und der widerfahrenen Gewalt. Dies umfasst beispielsweise Gespräche im privaten Umfeld, therapeutische Verarbeitung, das Erzählen der eigenen Geschichte oder auch das Beantragen von Entschädigungen. Ziel ist es, das eigene Erleben zu verstehen, zu verarbeiten und gegebenenfalls Anerkennung zu erfahren. Die individuelle Aufarbeitung ist jedoch oft darauf angewiesen, dass Institutionen oder die Gesellschaft sie unterstützen. Sie stößt an ihre Grenzen, wenn diese sich verweigern und keine entsprechenden Angebote und Hilfesysteme vorhalten.

**Aufarbeitungsstudien** sind wissenschaftliche Untersuchungen, rechtliche Gutachten oder Berichte einer Aufarbeitungskommission. Sie analysieren systematisch Fälle, Strukturen und Dynamiken sexualisierter Gewalt und berücksichtigen dabei auch vermittelte Glaubenssätze und Regelwerke in Institutionen. Sie zielen darauf ab, über individuelle Erfahrungen hinaus Muster und Ursachen zu erkennen, die in Institutionen oder gesellschaftlichen Kontexten Missbrauch ermöglicht oder begünstigt haben. Solche Studien sollen eine unabhängige, faktenbasierte Grundlage dafür schaffen, verübte Gewalt und Unrecht aufzudecken und Präventionsstrategien zu entwickeln.

**Institutionelle Aufarbeitung** meint die strukturierte Auseinandersetzung einer Organisation – etwa einer Schule, Kirche oder eines Vereins – mit Fällen sexualisierter Gewalt in ihren Reihen. Hier werden nicht nur einzelne Vorfälle betrachtet, sondern es wird auch untersucht: Welche Strukturen haben die Übergriffe begünstigt? Wer in der Institution trägt Verantwortung? Wie sind Institutionsmitarbeitende mit Betroffenen und Täter(:innen) Die Schreibweise Täter(:innen) verdeutlicht, dass sexualisierte Gewalt keineswegs nur, aber in der großen Mehrzahl der Fälle von männlichen Personen ausgeübt wird umgegangen? Wer hat vertuscht oder weggeschaut? Ziel ist es, dass die Institution und ihre Mitarbeitenden Verantwortung übernehmen, Lehren ziehen, Strukturen verändern und bessere Mechanismen zum Schutz von Kindern und Jugendlichen implementieren.

**Gesellschaftliche Aufarbeitung** geht über einzelne Institutionen hinaus. Sie bezieht sich auf gesellschaftliche Bedingungen, die Missbrauch ermöglichen oder dessen Aufdeckung erschweren, etwa durch Tabuisierung, mangelnde Sensibilität oder unzureichende Schutzsysteme. Gesellschaftliche Aufarbeitung macht sexualisierte Gewalt zum öffentlichen Thema, schafft ein Bewusstsein dafür und erkennt an, dass den Betroffenen Unrecht angetan wurde. Sie trägt dazu bei, dass die Gesellschaft Verantwortung übernimmt und sich für nachhaltigen Kinderschutz einsetzt.

**Aufklärung** bezeichnet die gezielte Information und Sensibilisierung über das Ausmaß, die Hintergründe und die Folgen sexualisierter Gewalt. Sie kann sowohl im juristischen Sinne als Ermittlung und Aufdeckung von Straftaten und Netzwerken verstanden werden als auch im weiteren Sinn als öffentliche Bildungsarbeit, die zur Prävention beiträgt und Betroffenen zeigt, wo sie Unterstützung bekommen. Aufklärung ist ein zentraler Bestandteil jeder Form von Aufarbeitung, da sie Wissen, Verständnis und einen offenen Diskurs über Missstände fördert. Sie holt individuelle Erfahrung aus der Isolierung.

Diese fünf Ebenen sind eng miteinander verbunden und bedingen sich gegenseitig: Ohne gesellschaftliche und institutionelle Aufarbeitung bleibt individuelle Bewältigung oft unvollständig. Studien und öffentliche Aufklärung schaffen die Basis für Veränderung auf allen Ebenen.

Zentral ist dabei folgender Aspekt: Eine wissenschaftliche Studie oder ein rechtliches Gutachten sind nur ein Teil eines Aufarbeitungsprozesses, weil sie in erster Linie der Analyse und Bestandsaufnahme dienen, jedoch noch keine konkreten Konsequenzen für die betroffenen Personen oder die Institution selbst nach sich ziehen.

Dieser nächste Schritt ist die Verantwortung der Institution, ihrer Verantwortungsträger:innen und Mitarbeitenden. An ihnen liegt es, das erlittene Unrecht anzuerkennen, Betroffene zu unterstützen und an der Aufarbeitung gleichrangig zu beteiligen. Sie müssen dafür sorgen, dass Strukturen verändert und Präventionsmaßnahmen entwickelt und implementiert werden. (Siehe hierzu Kap. 3.)

#### 7.3.1.2 Anstoß und Beweggründe

**Initiative durch Betroffene**

Oft sind es Betroffene, die einen Aufarbeitungsprozess anstoßen wollen, da sie in einer Institution Gewalt und Unrecht erfahren haben. Ihre Initiative ist häufig mit großen persönlichen Hürden verbunden: Scham, Angst vor Stigmatisierung oder Zweifel an ihren Berichten können dazu führen, dass sie lange zögern, sich zu äußern. Hinzu kommt, dass Betroffene zu Beginn von Aufarbeitung meist in der Vereinzelung sind. Vereinzelung meint, dass Betroffene sich zunächst als Einzelne verletzt sehen und nicht wissen, dass es andere Betroffene gibt oder an wen sie sich wenden können. Erst Aufklärungskampagnen, Informationen über Rechte und Anlaufstellen sowie die Sichtbarkeit anderer Betroffener wecken den Mut, sich zu organisieren oder Forderungen zu stellen. Betroffene können Aufarbeitung als Einzelpersonen oder Gruppen anstoßen. Dabei hat die Präsenz und Mitwirkung mehrerer Betroffener einen großen Vorteil: Sie verhindert, dass eine Institution die Deutungshoheit über das Geschehen beanspruchen und den Erfolg der Aufarbeitung allein bewerten kann.

Um Betroffene zu ermutigen, Aufarbeitung anzustoßen, sollten Institutionen und Gesellschaft niedrigschwellige Unterstützung schaffen. Betroffene können sich zwar direkt an Institutionen oder an staatliche Stellen wenden, die für entsprechende Einrichtungen verantwortlich sind. Jedoch treffen sie oft auf eine Vielzahl von Barrieren: komplizierte Meldewege, unklare Zuständigkeiten oder sie bringen die Angst mit, nicht ernst genommen zu werden. Ein niedrigschwelliger Zugang bedeutet, dass Betroffene ohne bürokratische Hürden, ohne Angst vor negativen Konsequenzen und ohne Vorwissen Hilfe suchen können. Das sind zum Beispiel einfache Kontaktmöglichkeiten zu dafür benannten Personen in der Institution, anonyme externe Meldestellen oder unabhängige Beratungsangebote.

Viele Institutionen reagieren abwehrend oder abwartend, wenn sie sich mit Vorwürfen konfrontiert sehen. In solchen Fällen ist öffentlicher Druck oft der einzige Weg, um Bewegung in die Sache zu bringen – etwa durch Medienberichte, Petitionen oder Demonstrationen. Die Öffentlichkeit kann Institutionen dazu zwingen, Verantwortung zu übernehmen und sich mit den Vorwürfen auseinanderzusetzen. Das zeigt, wie wichtig gesellschaftliche Aufmerksamkeit und Solidarität mit Betroffenen sind.

Manche Betroffene sind aus psychischen, gesundheitlichen oder anderen Gründen nicht in der Lage, selbst aktiv zu werden. Das gilt besonders für minderjährige, schwer traumatisierte oder verstorbene Betroffene. Hoch liegen die Hürden auch für Personen in Sammelunterkünften für geflüchtete Menschen, Gefängnissen oder Heimen für Senior:innen sowie für Menschen mit Behinderung. Hier können Angehörige, Freund:innen oder Unterstützer:innen eine wichtige Rolle spielen, indem sie den Aufarbeitungsprozess stellvertretend anstoßen oder begleiten.

#### Initiierung durch Institutionen

Die Initiative kann und sollte von der Institution selbst ausgehen. Hier stellt sich die Frage, welche Motivation hinter dem Aufarbeitungsimpuls steht. Eine intrinsische Motivation bedeutet, dass die Institution aus eigener Überzeugung und Verantwortungsgefühl handelt, weil sie Unrecht anerkennt und aufarbeiten will. Eine extrinsische Motivation liegt vor, wenn der Anstoß von außen kommt, etwa durch Medien, Politik, gesellschaftlichen oder verbandsinternen Druck. Manchmal gibt es auch Vorgaben oder Empfehlungen von Dachverbänden, Kirchen, staatlichen Stellen oder anderen übergeordneten Organisationen.

Einerseits kann sich die Motivation auf den Aufarbeitungsprozess auswirken: Aufarbeitung aus Zwang kann schneller in der Suche nach einfachen Lösungen münden, statt grundlegende Veränderungen anzustoßen. Einfache Lösungen – das sind oft jene, welche die institutionellen Strukturen unberührt lassen.

Andererseits darf ein Aufarbeitungsprozess eben nicht von der Motivation abhängen, sondern soll sich an Standards orientieren, deren Einhaltung transparent überprüfbar ist. Eine Institution sollte Aufarbeitung als festen Bestandteil und als Qualitätsmerkmal begreifen, die die Chance bietet, ihre Struktur und Organisationskultur zu verbessern und das Vertrauen der Öffentlichkeit zurückzugewinnen. Vor allem aber würdigt eine Institution damit die enorme Leistung Betroffener, die oft jahrelang beharrlich und gegen massive Widerstände Aufarbeitung eingefordert haben, und übernimmt die Verantwortung, die ihre ist.

Bei all dem sind Institutionen in sich jedoch keine homogenen Blöcke. Innerhalb jeder Organisation gibt es Mitarbeitende mit sehr unterschiedlichen Motivlagen gegenüber einem Aufarbeitungsprozess – möglicherweise auch Betroffene sexualisierter Gewalt in derselben Einrichtung oder einem anderen Umfeld.

Einige Kontexte sexualisierter Gewalt sind institutionsübergreifend, etwa pädokriminelle Netzwerke oder soziale Bewegungen. Für eine Aufarbeitung in einem solchen Setting können Projektgruppen eingerichtet werden, in den unter anderem Betroffene aus unterschiedlichen Kontexten mitarbeiten.

#### 7.3.1.3 Betroffene benennen und beteiligen

Egal, wer den Aufarbeitungsprozess der Aufarbeitung anstößt: Eine umfassende und diverse Betroffenenbeteiligung ist eine Grundvoraussetzung. Diese Beteiligung ist von Anfang an erforderlich – also auch bei allen Vorüberlegungen. Beteiligung bedeutet nicht nur Anhörung, sondern echte und gleichrangige Mitbestimmung. Ein betroffenenorientierter Ansatz diskreditiert Betroffene nicht als Problemfälle, sondern respektiert ihre Expertise, ihr Erfahrungswissen und ihre Glaubwürdigkeit. Ihre Perspektiven sind zentral für die Aufarbeitung. Andernfalls besteht die Gefahr, dass der Prozess an ihren Bedürfnissen vorbeigeht oder sogar retraumatisierend wirkt.

Um Beteiligung gut zu gestalten, kann eine Projektgruppe sinnvoll sein, in der unterschiedliche Perspektiven und Kompetenzen zusammenkommen. Dazugehören sollten institutionelle Vertreter:innen, Betroffene sowie eine Projektbegleitung von Forschenden und Supervision/ Mediation. Forschende können für wissenschaftliche Begleitung sorgen, Supervision und Mediation helfen, Konflikte zu bearbeiten und einen geschützten Rahmen zu schaffen.

Eine Herausforderung kann es sein, Betroffene zu benennen, die sich an der Konzeption beziehungsweise später an der Aufarbeitung beteiligen. Die Glaubwürdigkeit des Prozesses steht und fällt mit der Frage, ob Bewerbung und Auswahl offen, transparent und nachvollziehbar sind – und wer die Entscheidung fällt. Klar ist: Sie kann nicht bei der Institution liegen, da dadurch gegebenenfalls besonders kämpferische, kritische oder als unbequem wahrgenommene Betroffene ausgeschlossen werden.

**Fragen, die vor dem konkreten Aufarbeitungsprozess gemeinsam zu klären sind:**

- Welche Motivation haben Betroffene, sich am Aufarbeitungsprozess zu beteiligen? (Siehe Abschn. 7.7.2 Starthilfe)
- Welche Motivation veranlasst eine Institution zur Aufarbeitung?
- Werden direkt in der Institution Betroffene, Betroffene aus anderen Kontexten und/oder Co-Betroffene (zum Beispiel unterstützende Angehörige) beteiligt?
- Wer entscheidet über die Auswahl der zu Beteiligenden?

## 7.3.2 Start und Grundlagen der Aufarbeitung

Institutionelle Aufarbeitung von Gewalterfahrungen ist grundsätzlich ein langfristig angelegter mehrjähriger Prozess. Er ist davon geprägt, dass die Beteiligten sehr unterschiedliche Ausgangslagen mitbringen. Betroffene sexualisierter Gewalt setzen sich meist seit Jahren oder Jahrzehnten mit der ihnen widerfahrenen Gewalt auseinander. Für Institutionsmitarbeitende ist diese Auseinandersetzung weniger intensiv und in manchen Fällen völlig neu. Dies führt dazu, dass innerhalb der Aufarbeitung parallel unterschiedliche Prozesse stattfinden beziehungsweise Entwicklungen bei verschiedenen Beteiligten zeitversetzt verlaufen. Dies kann zu Überforderung, Frust und Enttäuschung bei allen Beteiligten führen. Die im Folgenden skizzierten Schritte helfen, diese Momente zu entschärfen. Standards schützen zudem vor Willkür und setzen einen Rahmen, an dem sich alle orientieren können.

### 7.3.2.1 Fortbildungen, Fachwissen und Fehlerkultur

Behörden, Kirchen, Dachverbände, Gewerkschaften und andere Organisationen sollten Schulungen zum Thema sexualisierte Gewalt anbieten – und zwar unabhängig von einzelnen Aufarbeitungsfällen. So entwickeln sie eine interne Kultur, in der sexualisierte Gewalt auch in den eigenen Reihen für möglich gehalten und zur Sprache gebracht werden kann. Indem sie anerkennen, dass sexualisierte Gewalt in der eigenen Institution denkbar ist, verhindern sie Schuldzuweisungen und fördern eine offene, selbstkritische Atmosphäre.

Viele Mitarbeitende haben zudem keine oder wenig Erfahrung im Kontakt mit Betroffenen von Gewalt oder Missbrauch. Sie können durch unbedachte Äußerungen oder Verfahrensfehler Betroffene oft erneut schädigen und dadurch auch der eigenen Institution schaden. Schulungen und Supervision bauen Unsicherheiten ab, vermitteln Wissen und fördern eine sensible Haltung. Wichtig ist, dass auch Institutionsleitungen teilnehmen, weil sie stellvertretend für die Haltung und die Kultur der Organisation stehen.

Fortgebildete Personen sollten wissen, wie Retraumatisierung und Reviktimisierung vermieden werden können – etwa durch betroffenensensible Sprache, transparente Abläufe und den Verzicht auf suggestive Fragen. Mitarbeitende sollten Strukturen und Muster kennen, die Gewalt ermöglichen und begünstigen sowie Strategien, die zur Vertuschung und Verdrängung oder Verharmlosung führen.

Fachwissen allein schützt jedoch nicht vor Fehlern. Es ist entscheidend, eine klare Haltung zu entwickeln, denn die Haltung bestimmt maßgeblich, wie Wissen angewendet und wie mit Unsicherheiten, Widerständen oder unterschiedlichen Perspektiven umgegangen wird. Eine reflektierte und offene Haltung ermöglicht, empathisch zuzuhören, Verantwortung zu übernehmen und auch kritische Themen sensibel zu adressieren. Sie schafft Vertrauen und bildet die Grundlage für einen respektvollen und konstruktiven Dialog, der für eine gelingende Aufarbeitung unerlässlich ist.

Zur Haltung gehört auch eine Fehlerkultur. Das bedeutet anzuerkennen, dass allen Menschen (nicht nur im Aufarbeitungsprozess) Fehler unterlaufen können, willkürlich oder unwillkürlich. Diese sollten offen und konstruktiv angesprochen und als eine Möglichkeit gesehen werden, dass alle Beteiligten daraus lernen.

Schulungen sind immer extern zu beauftragen. Sie sollten unterschiedliche Kontexte adressieren, in denen sexualisierte Gewalt ausgeübt wird, auch die der rituellen und/oder organisierten sexualisierten Gewalt. Es ist sinnvoll, als Referent:innen in Fortbildungen auch Betroffene einzubinden – dabei soll ihnen Supervision zur Verfügung stehen. Elementar ist, dass die dafür ausgewählten Betroffenen von der Institution unabhängig sind. Das gewährleistet, dass ihre Einschätzungen nicht von institutionellen, persönlichen oder wirtschaftlichen Interessen beeinflusst werden. Die Unabhängigkeit schafft zudem Vertrauen in die vermittelten Inhalte und stärkt die Glaubwürdigkeit des gesamten Fortbildungsprozesses.

#### 7.3.2.2 Vereinbarungen festhalten

Zu Beginn des Prozesses verständigen sich Institution und Betroffene gemeinsam über Ziele und Inhalte der Aufarbeitung. Dieses Verständnis halten die beteiligten Akteur:innen in klaren Vereinbarungen fest. Dabei sollen sie sowohl gemeinsame Zielsetzungen als auch voneinander abweichende Perspektiven offen benennen und dokumentieren. Gerade in der Aufarbeitung treffen oft sehr unterschiedliche Erwartungen, Erfahrungen und Interessen aufeinander. Wenn diese nicht von Anfang an offen angesprochen und festgehalten werden, drohen Missverständnisse, Enttäuschungen oder sogar das Scheitern des Prozesses. Als Teil einer solchen Verständigung kann es angezeigt sein, zentrale Begriffe und deren Bedeutungen zu klären, um Missverständnissen vorzubeugen. In der Vereinbarung sollte ebenfalls die Vertraulichkeit und Verschwiegenheit über bestimmte Inhalte des Prozesses verbindlich geregelt sein.

Eine schriftliche Festlegung dieser Vereinbarungen – einschließlich der angestrebten Ergebnisse – sorgt für Verbindlichkeit und Transparenz. Eine gemeinsam ausgearbeitete und tragfähige schriftliche Vereinbarung ermöglicht es, mit unterschiedlichen Erwartungen und gegebenenfalls notwendigen Anpassungen konstruktiv umzugehen. Sie schafft eine gemeinsame Grundlage, auf die sich alle Beteiligten immer wieder beziehen können, etwa bei Konflikten oder Unsicherheiten.

Teil der gemeinsamen Vereinbarungen kann ein Krisenkommunikationsplan sein, der skizziert, wie im Fall von Konflikten oder öffentlichen Debatten kommuniziert wird, wer Ansprechpartner:in ist und wie Transparenz und Schutz der Beteiligten gewährleistet werden. Das gibt Betroffenen, den Mitarbeitenden und der Institution Sicherheit. Dabei ist ebenso wichtig festzulegen, wer kontrolliert und einfordert, dass der Plan eingehalten wird.

In diesem Zusammenhang sollte auch das Beschwerdemanagement für den Aufarbeitungsprozess etabliert werden, damit klar ist, wie mit Verstößen gegen Absprachen umgegangen wird. Hier ist eine unabhängige Beschwerdestelle mit neutralen Ansprechpartner:innen ratsam, die nicht Teil der Institution sind. Kleinere Organisationen können gegebenenfalls auf bestehende Strukturen zurückgreifen und etwa Absprachen mit lokalen Fachberatungsstellen treffen.

Weiterhin ist eine klare Verständigung darüber essentiell, wie mit der (Dis-) Kontinuität der Betroffenenmitarbeit umgegangen wird. So können sich beispielsweise Betroffene aus dem Prozess zurückziehen oder neue hinzukommen. Auch in der Institution kann es personelle Wechsel geben, welche die Aufarbeitung tangieren. Sie müssen frühzeitig und sensibel kommuniziert und gehandhabt werden. So ist darauf zu achten, dass Wissen strukturiert gesichert wird und es eine gute Prozessdokumentation gibt, damit Betroffene auch bei wechselnden Ansprechpartner:innen ihre Geschichte nicht wiederholt schildern müssen oder Informationen verloren gehen.

**Fragen, die vor dem konkreten Aufarbeitungsprozess gemeinsam zu klären sind:**

- Wie lässt sich gegenseitiges Vertrauen aufbauen, damit sich Beteiligte auf einen Aufarbeitungsprozess einlassen?
- Welches Maß an Misstrauen/ Vorsicht ist aushaltbar und Teil eines Prozesses?
- Welche Begriffe sind für den Aufarbeitungsprozess gemeinsam zu klären? (beispielsweise Täterorganisation, Betroffenenbeteiligung, Partizipation, Augenhöhe, Gleichrangigkeit, Anerkennung, Deutungshoheit, Fehlerkultur, Unabhängigkeit, Transparenz, Vertuschung)
- Wie wird im Laufe des Prozesses mit Dissens und Konflikten umgegangen?

#### 7.3.2.3 Unabhängige Prozessbegleitung

Zentraler Baustein eines gelingenden Aufarbeitungsprozesses ist eine unabhängige Prozessbegleitung. Gemeint sind damit externe Fachpersonen oder Organisationen, die in keinerlei Weise von der Institution abhängig sind – so zum Beispiel fachlich qualifizierte externe Expert:innen aus den Bereichen Mediation und Supervision, unabhängige Aufarbeitende oder Aufarbeitungskommissionen sowie Mitarbeitende von Anwaltskanzleien. Sie sollen Qualität, Glaubwürdigkeit und Transparenz sicherstellen und das Vertrauen aller Beteiligten in das Verfahren stärken – insbesondere das der Betroffenen. Das ist umso wichtiger, wenn sich wenige oder nur eine einzige betroffene Person meldet.

Unabhängige Prozessbegleiter:innen moderieren, beraten und unterstützen. Sie sorgen für ein transparentes und traumasensibles Vorgehen, sie achten darauf, dass Vereinbarungen und Rahmenbedingungen eingehalten werden, und sie vermitteln bei Konflikten. Sie sind Ansprechpartner:innen für alle Beteiligten, insbesondere für Betroffene. Sie tragen dazu bei, Machtungleichgewichte auszugleichen.

Unabhängigkeit in diesem Zusammenhang bedeutet, dass die Prozessbegleitung weder institutionell noch persönlich mit der betreffenden Organisation verflochten ist. Sie darf keine eigenen Interessen an den Ergebnissen des Prozesses haben und steht außerhalb der Macht- und Entscheidungsstrukturen der Institution. Die Unabhängigkeit ist gewährleistet, wenn die Prozessbegleitenden keinerlei frühere oder aktuelle Bindungen, Abhängigkeiten oder Loyalitäten zur Institution oder zu deren Leitungspersonal haben. Auch dürfen sie nicht in die institutionellen Entscheidungswege eingebunden sein oder von deren Ergebnissen profitieren.

In der Praxis wird die Prozessbegleitung meist von der Institution beauftragt und finanziert, die den Aufarbeitungsprozess umsetzt. Dies ist notwendig, um die Kosten nicht auf die Betroffenen abzuwälzen und den Zugang zu professioneller Begleitung zu ermöglichen. Um die Unabhängigkeit dennoch zu sichern, empfiehlt sich ein transparentes Auswahlverfahren, das idealerweise unter Mitwirkung von Betroffenenvertretungen und gegebenenfalls externen Fachstellen erfolgt.

Unabhängigkeit braucht klare Strukturen und Standards. Dazu zählen:

- Ein transparentes, partizipatives Auswahlverfahren für die Prozessbegleitung
- Offenlegung möglicher Interessenkonflikte
- Vertragsbedingungen, die die Unabhängigkeit und Weisungsfreiheit der Prozessbegleitenden garantieren
- Die Möglichkeit, die Prozessbegleitung bei nachgewiesener Befangenheit oder Verstrickung auszutauschen
- Regelmäßige Evaluation und Rückkopplung mit Betroffenen und externen Fachstellen

**Fragen, die vor dem konkreten Aufarbeitungsprozess gemeinsam zu klären sind:**

- Welche Qualifikationen im Themenfeld sexualisierter Gewalt muss eine externe Prozessbegleitung haben, um den Aufarbeitungsprozess kompetent begleiten zu können?
- Was bedeutet Unabhängigkeit genau in dem spezifischen institutionellen Kontext?

#### 7.3.2.4 Rahmenbedingungen, Ressourcen und Zeitplan

Von Beginn eines Aufarbeitungsprozess an müssen Rahmenbedingungen und Ressourcen für die Mitwirkung von Betroffenen feststehen. Diese Transparenz ist wichtig, damit alle Beteiligten wissen, worauf sie sich einlassen und welche Unterstützung sie erwarten können. (Siehe auch Abschn. 2.2) Dazu gehören unter anderem:

- Informationen zum verfügbaren Budget
- Aufwandsentschädigungen
- Übernahme von Fahrt- und Übernachtungskosten
- geeignete Räumlichkeiten (Details siehe Abschn. 2.1.)
- Zeitplan
- technische Ausstattung

Aufwandsentschädigungen, Kostenerstattungen und die Bereitstellung nötiger technischer Ausstattung sind ein Zeichen der Wertschätzung für Betroffene. Sie sollen verhindern, dass finanzielle und technische Barrieren ihre Mitwirkung erschweren. Finanzielle Hürden entstehen etwa durch Fahrtkosten, Übernachtungskosten oder den Ausfall von Arbeitszeit. Übernimmt eine Institution diese Kosten nicht, schließt sie möglicherweise Betroffene mit geringem oder ohne eigenes Einkommen aus. Deshalb ist es so wichtig, dass sie sämtliche anfallenden Auslagen vollständig und unkompliziert erstattet. Auch technische Barrieren – wie fehlender Zugang zu digitalen Endgeräten, stabilem Internet oder geeigneter Software – können die Teilnahme an Sitzungen und Abstimmungsprozessen verhindern, insbesondere wenn Treffen hybrid oder digital stattfinden. Darum sollten Institutionen auch Geräte, technische Unterstützung und gegebenenfalls Schulungen bereitstellen, ebenso wie barrierearme Kommunikationsplattformen.

Darüber hinaus sind traumasensible Angebote unerlässlich, etwa bedarfsgerechte Supervision oder Mediation. Sie helfen, Belastungen zu verarbeiten und Überforderungen vorzubeugen. Institutionen können Betroffenen auch eine eigenständige Presse- und Öffentlichkeitsarbeit und sichere Vernetzungsformate ermöglichen. Ebenso sollten sie Informationen zu regionalen unabhängigen Unterstützungsangeboten (zum Beispiel spezialisierte Fachberatungsstellen) bereithalten und Betroffene über diese informieren.

Generell sind in einem Aufarbeitungsprozess Schulungen für alle Beteiligten wünschenswert, die ihnen helfen, Strategien zu entwickeln, um gut mit Belastungen umzugehen und ihre Selbstfürsorge zu stärken.

Die Beteiligten am Aufarbeitungsprozess legen auch die zeitliche Planung gemeinsam fest, zum Beispiel welche Zwischenziele im Aufarbeitungsprozess zu welchem Zeitpunkt erreicht sein sollen und wann welche (Zwischen-)Ergebnisse veröffentlicht werden. Die Zeitplanung muss Verlässlichkeit bieten, aber gleichzeitig flexibel genug sein, um auf sich verändernde Umstände reagieren zu können. Dies können wichtige Diskussionen sein, die erst im Prozess entstehen, hinzukommende oder ausscheidende Personen oder Ähnliches. Etwaige Korrekturen am Zeitplan müssen frühzeitig kommuniziert und von allen Beteiligten gemeinsam entschieden werden. Institutionsvertreter:innen und externe Aufarbeiter:innen dürfen Betroffene nicht unter Druck setzen, einen bestimmten Zeitplan einzuhalten.

Es ist ratsam, dass die Institution eine zentrale Ansprechperson benennt, die den Aufarbeitungsprozess steuert und für Rückfragen von Betroffenen und Dritten zuständig ist, um eine gewisse Kontinuität und Stabilität zu gewährleisten. Als Beitrag zur Transparenz sollten die Namen der an einem Aufarbeitungsprozess beteiligten Personen öffentlich bekannt sein, auch damit sie direkt angesprochen werden können – konkret die Namen von Institutionsmitarbeiter:innen und eventuell beauftragten Wissenschaftler:innen, Berater:innen oder Rechtsanwält:innen, nicht jedoch die der Betroffenen. Namensnennungen sind mit den Beteiligten abzustimmen. Gleichzeitig müssen Fragen des Machtgefälles und der Deutungshoheit offen benannt und beantwortet werden.

**Fragen, die für den konkreten Aufarbeitungsprozess gemeinsam zu klären sind:**

- Wer entscheidet was, wann und warum? Wer bestimmt Beginn und Ende des Prozesses?
- Wie werden Verzögerungen gehandhabt?

- Erhalten Betroffene ein Vetorecht?
- Wie müsste ein Vetorecht ausgestaltet sein, dass es Mitsprache ermöglicht, aber nicht den gesamten Prozess blockiert?

#### 7.3.2.5 Schutz vor Täterkontakt

Ein besonders sensibler Aspekt ist der Schutz der Betroffenen bei potenziellen Begegnungen mit Täter(:innen) oder auch mit Personen, die vertuscht, weggeschaut oder Hinweise auf das Gewaltgeschehen ignoriert haben. Schutzmaßnahmen müssen sowohl physischen als auch rechtlichen Schutz gewährleisten, zum Beispiel durch ein Schutzkonzept, das klare Handlungsanweisungen bei Verstößen gegen Vereinbarungen enthält (siehe Abschn. 7.5.2) Dazu gehört auch ein Beschwerdemanagement, an das sich alle Beteiligten wenden können – allerdings muss es unterschiedliche Ansprech-/Ombudspersonen für die verschiedenen Gruppen geben.

Darüber hinaus ist zu klären, wer im Falle juristischer Auseinandersetzungen – zum Beispiel wegen Verleumdungsklagen – für die Kosten aufkommt.

#### 7.3.2.6 Kommunikation und Transparenz

Eine gute Kommunikation innerhalb des Prozesses ist ein zentraler Gelingensfaktor. Sie basiert auf sensibler Sprache, gegenseitigem Respekt und Geduld. Hilfreich sind etwa Vereinbarungen wie „Rahmen und Regeln für einen wertschätzenden und respektvollen Umgang im Dialogprozess", die sich beispielgebend im Anhang finden. Kommunikation muss sowohl frühe Kindheitsverletzungen als auch deren langfristige Folgen einbeziehen. Institutionsmitarbeitende sollten so fortgebildet werden, dass sie eine Sprache verwenden, die Betroffene nicht stigmatisiert oder diskriminiert. Gemeinsam sollen sie eine Kultur der Achtsamkeit entwickeln.

Zur Kommunikation gehört auch, dass die Verantwortlichen innerhalb der Institution klarstellen, dass Aufarbeitung ein relevanter und wertvoller Prozess ist. Wenn Personen auf Leitungsebene sich dazu deutlich positionieren, geben sie Mitarbeitenden Orientierung. Das baut Unsicherheiten und Ängste ab und fördert eine offene Fehlerkultur.

Die am Aufarbeitungsprozess Beteiligten sollen die Motivation, das Vorgehen und die Inhalte offen und transparent klären und idealerweise schriftlich festhalten. Transparenz heißt, dass alle Schritte nachvollziehbar sind, Entscheidungen begründet werden und Ergebnisse zugänglich sind. Schriftliche Dokumentationen schaffen Verbindlichkeit und verhindern, dass wichtige Aspekte verlorengehen oder später von Einzelnen bestritten werden.

#### 7.3.2.7 Abbau von Barrieren und Inklusion

Barrieren – wie finanzielle, sprachliche, technische oder bauliche Hürden – stellen für viele Betroffene eine reale und oft unterschätzte Zugangsbeschränkung zur aktiven Teilhabe an Aufarbeitungsprozessen dar. Der Abbau dieser Barrieren ist keine freiwillige Zusatzleistung, sondern eine grundlegende Voraussetzung für echte Beteiligung und Gleichberechtigung.

Betroffene mit körperlichen Beeinträchtigungen können an Räumlichkeiten und Kommunikationsmitteln scheitern, die nicht barrierefrei sind. Auf finanzielle Bedarfe und Hürden digitaler Technik wurde bereits in Abschn. 1.2.4. eingegangen. Sprachliche Barrieren entstehen, wenn Betroffene nicht über ausreichende Deutschkenntnisse verfügen, eine sprachliche Beeinträchtigung vorliegt oder andere Beteiligte eine Fachsprache benutzen, die schwer verständlich ist. Hier sind professionelle Dolmetscher:innen und eine klare, verständliche Sprache notwendig, um allen eine gleichberechtigte Mitwirkung zu ermöglichen.

**Fragen, die für den konkreten Aufarbeitungsprozess gemeinsam zu klären sind:**

- Welche Betroffenengruppen sollen in die Aufarbeitung einbezogen werden, die bisher nicht repräsentiert sind?
- Wie kann eine Einbeziehung realisiert werden und wer vermittelt sie gegebenenfalls?
- Welche konkreten Barrieren müssen abgebaut werden?

#### 7.3.2.8 Konfliktmanagement

Ein respektvoller Umgang unter Betroffenen ist grundlegend. In heterogenen Gruppen sind Konflikte unvermeidbar, die Beteiligten müssen aber unterschiedliche Erfahrungen und Sichtweisen anerkennen und aushalten. Gleichzeitig können diese konstruktiv genutzt werden, wenn es professionelle Begleitung gibt. Dafür sollten feste Strukturen geschaffen werden: regelmäßige Supervision, psychologische Unterstützung, Mediation sowie externe Anlaufstellen für Beratung, Beschwerden und Krisenintervention. Traumasensible Begleitung ist ein Handlungsgrundsatz – sie beugt Retraumatisierung vor und fördert ein wertschätzendes Miteinander.

Auch zwischen Institutionsmitarbeitenden können Konflikte entstehen. Oder sie können in Loyalitätskonflikte geraten, wenn sie zwischen institutionellen Interessen und den Bedürfnissen der Betroffenen stehen. Dadurch können sie Betroffene verletzen oder den Aufarbeitungsprozess behindern.

Mitarbeitende sollten daher zu Methoden der Konfliktlösung und des konstruktiven Umgangs mit Spannungen geschult werden. Dazu gehört, Konflikte frühzeitig zu erkennen, offen anzusprechen und gegebenenfalls externe Mediation oder Supervision einzubeziehen. Supervisionen können ebenfalls helfen, mögliche Rollenkonflikte, Loyalitätsfragen und eigene Verstrickungen zu reflektieren.

Mitarbeitende wie Leitende sind gefordert, sich bewusst mit ihren Haltungen, Vorurteilen und möglichen Interessenkonflikten auseinanderzusetzen. Sie müssen sich zu Beginn der Aufarbeitung über ihre Rolle klar werden und ihre Grenzen und Verantwortlichkeiten erkennen.

Dabei kann es nicht darum gehen, Konflikte gänzlich zu vermeiden – vielmehr soll ein sensibler und zugleich souveräner Umgang mit ihnen ermöglicht werden. Ziel ist, eine Kultur der Offenheit und gegenseitigen Wertschätzung zu fördern, in der Fehler und Unsicherheiten thematisiert werden dürfen.

### 7.3.2.9 Nachhaltigkeit und Kontinuität

Ein zentrales Ziel ist, Strukturen zu schaffen, die unabhängig von einzelnen Personen funktionieren. Nur so kann gewährleistet werden, dass ein Aufarbeitungsprozess auch bei Personalwechseln oder organisatorischen Veränderungen kontinuierlich und verlässlich fortgeführt wird. Das gibt Betroffenen die Sicherheit, dass ihre Anliegen nicht verlorengehen und sie auf die Verlässlichkeit der Institution vertrauen können. Um Aufarbeitung institutionell zu verankern, sollte der Wille zur Aufarbeitung im Leitbild, in der Satzung, Ordnung oder Organisationsverfügung der Institution festgeschrieben werden. Das zeigt, dass die Aufarbeitung Teil der Identität der Institution ist.

**Rechtliche Grundlagen und Datenschutz**

Artikel 1 des Grundgesetzes stellt die Unantastbarkeit der Menschenwürde in den Mittelpunkt staatlichen Handelns: „Die Würde des Menschen ist unantastbar. Sie zu achten und zu schützen ist Verpflichtung aller staatlichen Gewalt.“ Daraus ergibt sich für alle Institutionen eine grundlegende Pflicht, Verantwortung für Aufarbeitungsprozesse zu übernehmen.

Das am 01.07.2025 in Kraft tretende sogenannte UBSKM-Gesetz („Gesetz zur Stärkung der Strukturen gegen sexuelle Gewalt an Kindern und Jugendlichen“) unterstützt diese verfassungsrechtliche Verpflichtung und fördert Strukturen der Verantwortungsübernahme (siehe https://www.recht.bund.de/bgbl/1/2025/107/VO.html).

Die rechtlichen Rahmenbedingungen eines Aufarbeitungsprozesses müssen von Beginn an klar und verbindlich geregelt sein, um die Rechte der Betroffenen zu schützen und die Integrität des Prozesses zu gewährleisten. Dazu zählen insbesondere das Recht auf Information, Beteiligung, Akteneinsicht, Datenschutz, Beschwerde und gegebenenfalls rechtliche Unterstützung. Diese Rechte sollten schriftlich festgehalten und allen Beteiligten kommuniziert werden, um Verbindlichkeit zu schaffen und Machtasymmetrien abzubauen. Meist haben Institutionen personelle, fachliche und finanzielle Ressourcen, die Betroffenen nicht zur Verfügung stehen. Es empfiehlt sich, eine unabhängige Ansprech- oder Ombudsstelle einzurichten oder zu nutzen, an die sich Betroffene wenden können, wenn gegen ihre Rechte verstoßen wird. Auch die Frage, wie mit der Nennung von Täter(:innen)namen umgegangen wird – etwa in einem Bericht oder bei Presseerklärungen –, muss rechtlich klar geregelt sein. Hier müssen das Aufarbeitungsinteresse und Persönlichkeitsrechte abgewogen werden.

Zentral ist ebenfalls die datenschutzkonforme Erhebung und sichere Speicherung personenbezogener Informationen. Das bedeutet, dass alle Daten, die im Rahmen des Prozesses erhoben werden – etwa Aussagen von Betroffenen, personenbezogene Akten oder Informationen zu mutmaßlichen Täter(:innen) –, ausschließlich auf rechtmäßige, transparente und zweckgebundene Weise verarbeitet werden dürfen. Dabei sind die Grundsätze der Datenschutz-Grundverordnung (DSGVO) zu beachten: Daten dürfen nur für festgelegte, eindeutige und legitime Zwecke genutzt werden und müssen angemessen und auf das notwendige Maß beschränkt sein (Datenminimierung). Sie sind durch geeignete technische und organisatorische Maßnahmen vor unbefugtem Zugriff, Verlust oder Missbrauch zu schützen. Die Verarbeitung muss nachvollziehbar dokumentiert werden. Betroffene sind über Art, Umfang und Zweck der Datenerhebung sowie über ihre Rechte umfassend zu informieren.

Ein weiterer wesentlicher Aspekt ist der Zugang zu institutionellen Archiven. Betroffene haben ein berechtigtes Interesse daran, Einsicht in sie betreffende Akten und Dokumente zu erhalten, um ihr eigenes Erleben nachvollziehen und aufarbeiten zu können. Institutionen müssen daher transparente und barrierearme Wege schaffen, wie Betroffene oder ihre Vertreter:innen Zugang zu relevanten Unterlagen erhalten können. Gleichzeitig sind die Persönlichkeitsrechte Dritter zu berücksichtigen – etwa von Beschuldigten, Co-Betroffenen oder weiteren Betroffenen. Empfehlungen wie die des Europarats aus dem Jahr 2000 betonen, dass Archive für die Aufarbeitung und die demokratische Transparenz zentral sind und der Zugang nicht unnötig erschwert werden darf (siehe https://rm.coe.int/16804cea4f).

Die rechtlichen Grundlagen eines Aufarbeitungsprozesses (zum Beispiel die DSGVO) müssen in die Schulungen für Institutionsmitarbeitende aufgenommen werden. Diese müssen beispielsweise wissen, wie sie personenbezogene Daten von Betroffenen sicher und vertraulich behandeln, beziehungsweise wer sie entsprechend berät. Das umfasst sowohl die technische Absicherung als auch organisatorische Abläufe: Informationen und Dokumentationen müssen so verwaltet werden, dass sie bei Personalwechsel nicht verloren gehen, aber auch nicht unbefugt einsehbar sind. Für Betroffene ist es essenziell, dass sie ihre Aussagen und Mitteilungen nicht mehrfach wiederholen müssen und ihre Daten jederzeit geschützt bleiben. Auch regelmäßige Datenschutzschulungen stärken das Bewusstsein für diese Verantwortung und helfen, Fehler zu vermeiden.

## 7.4 Währenddessen – den Prozess gestalten

Ein gemeinsames Verständnis von Aufarbeitung entwickeln, Rahmenbedingungen klären, Verfahren und Vereinbarungen festschreiben – darum ging es in Kapitel eins. Im Folgenden steht der eigentliche Aufarbeitungsprozess im Mittelpunkt. Kapitel zwei beschreibt die Standards der Vernetzung von Betroffenen, der Arbeitsformate und des externen Aufarbeitungsberichtes. Definiert werden auch Standards der Kommunikation nach innen und außen. Einige Punkte aus Kapitel eins wiederholen sich in Kapitel zwei – schließlich müssen auch im weiteren Verlauf ähnliche Fragen beantwortet werden.

### 7.4.1 Standards zur Vernetzung von Betroffenen

Die Vernetzung von Betroffenen gehört zu den zentralen Aufgaben im Aufarbeitungsprozess und stellt einen wichtigen Standard dar. Sie sollte so früh wie möglich beginnen. Die Verantwortung dafür muss die aufarbeitende Institution übernehmen. Vernetzung wirkt der Vereinzelung von Betroffenen entgegen, sie braucht vielfältige Formate.

Die Vernetzung unter Betroffenen dient auch dazu, Betroffenenexpertise im Aufarbeitungsprozess kontinuierlich einzubinden. Sie schafft Räume für Rücksprache und internen Austausch zwischen den Betroffenen und soll ihre direkte Mitwirkung im Prozess sicherstellen und unterstützen.

Ziel der Vernetzung ist es, die Perspektiven möglichst vieler Betroffener innerhalb (oder auch außerhalb) der Institution einzubeziehen. Dafür ist notwendig, möglichst viele Betroffene zusammenzubringen und zu organisieren – also nicht nur Personen, die direkt im Aufarbeitungsprozess mitwirken. Das Netzwerk soll dazu beitragen, dass sinnvolle und notwendige Veränderungen im Prozessverlauf bemerkt, angesprochen und umgesetzt werden.

Die Vernetzung der Betroffenen ist davon abhängig, wie groß die Institution und der Kreis der Betroffenen sind. In der Regel werden, können oder wollen sich nicht alle Betroffenen einer Institution an dem Aufarbeitungsprozess direkt beteiligen. Andere werden sich nur teilweise einbringen (können). Alle interessierten Betroffenen sollten möglichst umfassend informiert und mit ihren Anliegen eingebunden werden. Dafür müssen die Struktur des Netzwerks und die Möglichkeit der Mitwirkung für alle Beteiligten gut durchschaubar und zu handhaben sein.

Das Netzwerk der Betroffenen stellt selbst Regeln für den Umgang miteinander auf und legt Struktur und Inhalte der jeweiligen Treffen fest. Das Verhältnis von Betroffenennetzwerk und Betroffenen, die direkt im Prozess mitwirken, muss geklärt sein. Es soll darauf hingewirkt werden, dass die Betroffenen, die direkt im Prozess mitwirken, die Perspektiven des Netzwerkes im Aufarbeitungsprozess vertreten und stellvertretend einbringen.

**Fragen, die für die Vernetzung zu klären sind:**

- Wie kann eine Vernetzung von Betroffenen aufgebaut werden?
- Wie werden Informationen aus dem Aufarbeitungsprozess dem Netzwerk zur Verfügung gestellt?
- Wie können die Diskussionen aus dem Netzwerk in den Aufarbeitungsprozess einfließen?

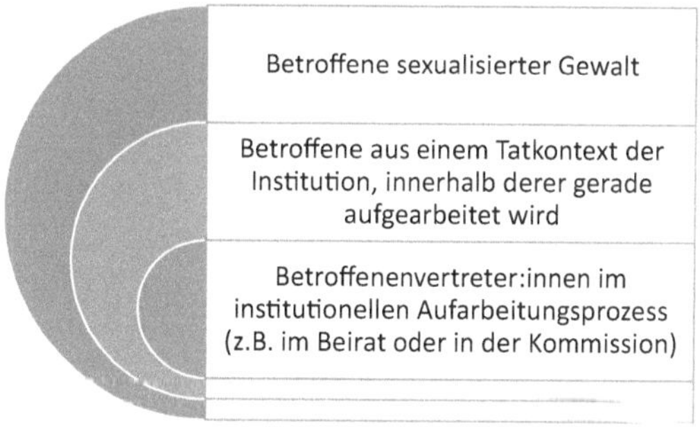


**Abb. 7.1** Übersicht über die verschiedenen Ebenen der Betroffenenselbstorganisation

- Erscheint es sinnvoll oder sogar notwendig, dass das Netzwerk die am Aufarbeitungsprozess direkt Beteiligten beauftragt, in seinem Sinne zu handeln? Welche Formen einer demokratischen Mandatierung kommen dafür infrage?
- Wie können die direkt am Aufarbeitungsprozess Beteiligten die Vielfalt von Betroffenen repräsentieren – etwa Personen, die für Minderheiten stehen?
- Wie werden alle Prozessbeteiligten regelmäßig über die Vernetzung von Betroffenen informiert?
- Wie kann das Netzwerk gegebenenfalls Veränderungen im Aufarbeitungsprozess anregen beziehungsweise nachhalten? Wie werden Anliegen aus der Vernetzung in den Aufarbeitungsprozess eingebracht?

**Hinweise zur Umsetzung 1: Betroffene finden/Kontaktaufnahme**
Die Institution ermöglicht die Kontaktaufnahme mit weiteren (potenziell) Betroffenen aus dem Kontext der Institution. Die beteiligten Betroffenen und die Institutionen beziehungsweise externen Partner:innen/ unabhängigen Aufarbeiter:innen verabreden einvernehmlich und konkret, wer wann und auf welchem Wege den Kontakt zu weiteren Betroffenen aufnimmt. Dieses Verfahren wird gegebenenfalls im Verlauf angepasst. Besonders wichtig ist eine sensible Kommunikation, die Belastungen bei Betroffenen möglichst verhindert. Fachkundiger Rat in Sachen Datenschutz sollte für diese Fragen eingeholt werden (siehe Abschn. 7.3.2.10.).

Wenn die Institution (noch) keine Betroffenen aus dem jeweiligen Tatkontext kennt, sollte sie Betroffene sexualisierter Gewalt aus anderen Tatkontexten hinzuziehen. Betroffene können auch andere Betroffene einbeziehen, die bereits Erfahrungen mit Aufarbeitungsprozessen gesammelt haben oder in politischen Selbstvertretungen aktiv sind, wie zum Beispiel aus dem Betroffenenrat der UBSKM oder aus dem Netzwerk „Aus unserer Sicht“. Das entbindet eine Institution oder ein Aufarbeitungsteam aber nicht davon, weiter nach Betroffenen aus ihrem Kontext zu suchen und ihnen Formen der Vernetzung anzubieten. Wenn Betroffene aus der eigenen Institution zur Mitwirkung bereit sind, so ist es die Pflicht der Institution, diese miteinzubeziehen.

**Fragen, die für den konkreten Aufarbeitungsprozess gemeinsam zu klären sind:**
- Wer spricht weitere (potenziell) Betroffene aus dem Kontext der Institution an? Die Institution beziehungsweise eine dafür von der Institution beauftragte Person oder Betroffene selbst oder beauftragte unabhängige Aufarbeiter:innen?
- Wie werden die Kontaktdaten gehandhabt und gegebenenfalls weitergegeben?
- In welcher Form wird der Kontakt aufgenommen und zur Vernetzung eingeladen? Durch persönliche Briefe, durch öffentliche Aufrufe und Pressemeldungen, durch institutionseigene Kanäle wie Newsletter, Mitgliederinformationen oder über Social-Media-Kanäle oder das Internet?
- Wie und durch wen wird die weitere Kommunikation gestaltet? Wer ist die Kontaktperson für die Betroffenen?
- Wie lassen sich besondere Bedarfe von Betroffenen spezifischer Tatkontexte angemessen berücksichtigen – zum Beispiel aus organisierter sexualisierter und/oder ritueller oder digitaler sexualisierter Gewalt? Welche Begleitung oder Ausstattung brauchen sie gegebenenfalls?

**Hinweise zur Umsetzung 2: Formate der Vernetzung**
Die Formate der Vernetzung bereiten die Betroffenen im Sinne der Selbstorganisation vor und setzen sie um. Die Institution gewährleistet die erforderlichen Rahmenbedingungen. Dazu stellt sie in jedem Fall eine professionelle externe Unterstützung bereit (Moderation und/oder traumasensible Begleitung) sowie die erforderlichen organisatorischen, technischen und finanziellen Ressourcen. Bei Konflikten muss eine externe Mediation oder Supervision hinzuzugezogen werden können.

Um den Aufarbeitungsprozess vorzubereiten, müssen die Beteiligten konkrete Vereinbarungen möglichst detailliert treffen und sie gegebenenfalls im Verlauf anpassen. Für viele Betroffene ist es beispielsweise nicht vorstellbar, dass die Treffen in Räumen der Institution stattfinden, in der ihnen sexualisierte Gewalt widerfahren ist. Daher ist es wichtig, neutrale, gut zugängliche und vertrauenerweckende Räumlichkeiten zu finden oder (je nach Bedarf) digitale oder hybride Formen der Beteiligung zu schaffen. Sichere Orte für die Vernetzung von Betroffenen sind nicht einsehbar, nicht öffentlich, barrierefrei oder zumindest barrierearm. Diese zur Verfügung zu stellen, liegt in der Verantwortung der Institution. Sie hat die Raum- und Verpflegungskosten zu tragen sowie die Reisekosten für An- und Abreise und gegebenenfalls Übernachtung zu übernehmen (siehe Abschn. 7.3.2.4). Zudem sollten Absprachen getroffen und dabei potenzielle Trigger berücksichtigt werden. So sollten zum Beispiel alle Beteiligten Zivilkleidung tragen (statt etwa Uniformen oder Ordenskleidung).

**Fragen, die für den konkreten Aufarbeitungsprozess gemeinsam zu klären sind:**

- Welche Austauschformate wünschen sich die bereits beteiligten Betroffenen für den konkreten Prozess?
- Welche Aktivitäten wollen und können die Betroffenen übernehmen?
- Welche konkreten Maßnahmen soll die Institution übernehmen? Was ist sinnvollerweise Dritten als Auftrag zu übertragen? (siehe oben Beauftragung der Begleitung/ Moderation, Raum, Technik, Einladungsmanagement, weitere Organisation)

### 7.4.2 Standards für gemeinsame Schritte des Aufarbeitungsprozesses

Damit die Betroffenenbeteiligung in einem institutionellen Aufarbeitungsprozess gut gelingt, müssen Betroffene und Vertreter:innen der Institution **gemeinsame Arbeitsformate** bilden, in denen sie zusammenarbeiten. Der Stimme der Betroffenen muss dabei ein besonderes Gewicht beigemessen werden.

Im Verlauf eines Aufarbeitungsprozesses fallen unterschiedliche Aufgaben an, die gemeinsam mit Betroffenen gestaltet und von Betroffenen begleitet werden müssen. Die Bezeichnungen der Arbeitsformate sind in den Institutionen unterschiedlich – etwa Unabhängige Aufarbeitungskommission (UAK), Unabhängige

Regionale Aufarbeitungskommission (URAK), Steuerungsgruppe, Lenkungsausschuss. Sie beziehen sich oft auf unterschiedliche Phasen des Prozesses wie zum Beispiel

1. Vorab: Die Konzeption des Prozesses im Vorfeld (Konzeptgruppe)
2. Währenddessen: Die Steuerung des Prozesses, zum Beispiel Vergabe von Studien (Steuerungsgruppe)
3. Anlassbezogen: Gegebenenfalls weitere Arbeitsformate für die Begleitung von einzelnen Prozessschritten (Beirat)

**Fragen, die für den konkreten Aufarbeitungsprozess gemeinsam zu klären sind:**
- Wie werden die jeweiligen Arbeitsformate besetzt?
- Sind die Arbeitsformate geschlossen oder offen für weitere Mitglieder?
- Sind bestimmte Aufgaben für Mitglieder fest zu vereinbaren?
- Werden Abläufe standardisiert? Etwa: Wann wird eingeladen und durch wen, wie werden die Tagesordnungen für Sitzungen vorbereitet?

Der **Schutz vor der Begegnung mit Täter(:innen)** im Rahmen der Aufarbeitung ist zentral. Dafür ist Transparenz notwendig, welche Personen an den Treffen und darüber hinaus in welcher Form am Prozess beteiligt sind (siehe Abschn. 7.3.2.5).

Betroffene sollten eine – bei staatlichen Transferleistungen sofern möglich anrechnungsfreie – **Aufwandsentschädigung** für die Mitwirkung in Arbeitsformaten erhalten. Die Höhe der Leistung muss für alle Teilnehmenden gleichwertig sein. Möglich sind zum Beispiel Sitzungspauschalen oder pauschale monatliche Aufwandsentschädigungen. Sie könnten sich etwa an den Vorgaben der UBSKM orientieren (siehe https://beauftragte-missbrauch.de/fileadmin/Content/img/Betroffenenrat/191217_BR_VV_UBSKM.pdf). Die technische Ausstattung wie PCs, Kameras oder Lizenzen für Videokonferenz-Software stellt die Institution zur Verfügung beziehungsweise sie erstattet zeitnah die Kosten. (Siehe auch Abschn. 7.3.2.4.)

**Fragen, die für den konkreten Aufarbeitungsprozess gemeinsam zu klären sind:**
- Eine konkrete Checkliste dafür, was Betroffene für die Mitwirkung im Prozess benötigen
- Vereinbarungen dazu, was die Aufwandsentschädigung umfasst und welche Leistungen dafür erbracht werden

In jedem Fall ist eine **externe Moderation** der Arbeitsformate erforderlich. Die Institution muss die Kosten tragen. Die Moderator:innen wählen Betroffene und Vertreter:innen der Institution gemeinsam aus.

**Fragen, die für den konkreten Aufarbeitungsprozess gemeinsam zu klären sind:**
- Wie wird die Moderation ausgewählt?
- Welche Qualifikation muss die Moderation mitbringen?
- Welche konkreten Aufgaben gehören zur Moderation?

Für den gesamten Aufarbeitungsprozess muss ein leicht zugängliches **Beschwerdeverfahren** verabredet werden, das mit Betroffenen abgestimmt ist (siehe Abschn. 7.3.2.2.).

Es braucht eine fortlaufende **Evaluation des Prozesses.** Die Grundlagen dafür und die konkreten Schritte sind gemeinsam mit Betroffenen zu vereinbaren und umzusetzen. Das Konzept der Evaluation ist unter externer professioneller Federführung gemeinsam zu entwickeln, die Ergebnisse der Evaluation sollten öffentlich zugänglich gemacht werden. Die Evaluierenden übermitteln ihre Erkenntnisse kontinuierlich an das Netzwerk der Betroffenen und die Beteiligten des Aufarbeitungsprozesses. Diese berücksichtigen die Erkenntnisse, um die Prozesse zu steuern und gegebenenfalls ein notwendiges Umsteuern im laufenden Prozess anzustoßen.

**Fragen, die für den konkreten Aufarbeitungsprozess gemeinsam zu klären sind:**
- Wie wird entschieden, wer mit der Evaluation beauftragt wird und wer die Federführung hat?
- Welche Formate der Evaluation werden vereinbart? (Befragungen, Fokusgruppen)

Von Anfang an eingeplant werden sollte das Angebot einer begleitenden (Einzel- und Gruppen-)**Supervision** für alle direkt am Prozess Beteiligten sowie einer anlassbezogenen **Mediation,** um aktuelle Konflikte zwischen Personen oder Personengruppen zu klären (siehe auch Abschn. 7.3.2.4.). Supervisor:innen oder Mediator:innen bekommen diese Aufgabe mindestens zu zweit übertragen. Vor allem sollten sie von der Institution unabhängig sein. Die supervisorische Begleitung der Betroffenen sollte langfristig angelegt sein, für den Fall, dass sie auch nach dem Aufarbeitungsprozess nötig ist.

**Fragen, die für den konkreten Aufarbeitungsprozess gemeinsam zu klären sind:**
- Wie werden Mediation und Supervision ausgewählt?

### 7.4.3 Standards zur Ausschreibung, Beauftragung und Begleitung von Aufarbeitungsberichten

Ein Aufarbeitungsbericht kann unterschiedliche Formen annehmen, die abhängig sind von den Zielen sowie den Methoden, die eingesetzt werden, um diese Ziele zu erreichen. Unabhängig davon, ob es sich um eine (sozial)wissenschaftliche Studie, um ein Gutachten zur rechtlichen Aufklärung oder um einen Bericht einer Aufarbeitungskommission handelt, gibt es zwei zentrale Standards für die Betroffenenbeteiligung:

1. Betroffene beteiligen sich an der Beauftragung beziehungsweise der Ausschreibung und entscheiden mit, wie die Ziele, das Format und die Methodik

aussehen. Betroffene wählen das externe Aufarbeitungsteam mit aus. Das Votum der Betroffenen sollte besonderes Gewicht erhalten.

2. Das Projektteam muss unabhängig und frei agieren können. Das wird vertraglich zugesichert. Auf der Grundlage einer gemeinsamen Entscheidung mit den Betroffenen vergibt die Institution einen Auftrag – oder sie richtet eine Aufarbeitungskommission ein, die so verfährt. In der Regel wird zunächst eine Ausschreibung erstellt, in der das Aufarbeitungsinteresse näher beschrieben wird. Als zwingender Bestandteil wird die Betroffenenbeteiligung festgeschrieben. Auf diese Ausschreibung können sich dann unabhängige Teams bewerben und darstellen, wie und mit welchen Mitteln sie vorgehen werden, falls sie den Auftrag erhalten.

Aus anderen Zusammenhängen der Selbstvertretung kennen wir die Forderung: Nichts über uns ohne uns! Dieses Motto kann auch als Richtschnur für die Betroffenenbeteiligung bei Aufarbeitungsberichten gelten. Es lassen sich **Stufen der Partizipation** innerhalb von Aufarbeitungsuntersuchungen in Institutionen identifizieren:

- **Minimum**
- Betroffene werden befragt und werden damit indirekt mit einbezogen (zum Beispiel als Forschungsobjekte in einem qualitativen oder quantitativen Forschungsprojekt)
- Betroffene entscheiden über den Auftrag mit, sind aber im Projekt selbst nicht mit eingebunden (zum Beispiel bei einem rechtlichen Gutachten)
- Es gibt Austauschtreffen mit einer Gruppe von Betroffenen, um die Ergebnisse zu diskutieren (kommunikative Validierung)
- Betroffene begleiten und beraten den Prozess in einem Gremium, das sich regelmäßig trifft (zum Beispiel ein wissenschaftlicher Beirat mit Betroffenenbeteiligung oder ein reiner Betroffenenbeirat, der die Untersuchung reflektiert, strittige Fragen klärt und zentrale Empfehlungen für den Abschlussbericht abstimmt)
- Betroffene forschen selbst mit und sind Teil des beauftragten Aufarbeitungsteams (Co-Forschende als Forschungssubjekte)
- Betroffene initiieren selber eine Untersuchung, setzen diese um, sie treffen alle Entscheidungen und tragen die Verantwortung (Selbstorganisation) (Detaillierter siehe Kap. 1 und 2 in folgendem Band zur ForuM-Studie: https://www.beltz.de/fachmedien/sozialpaedagogik_soziale_arbeit/produkte/details/55415-verratenes-vertrauen.html
- **Maximum**

Im Rahmen des Forschungsauftrags sollte eine gewisse Flexibilität erhalten bleiben, damit Betroffene Veränderungen im Projektplan anstoßen können.

**Fragen, die bei der Vergabe und Reflexion des Aufarbeitungsberichts zu klären sind:**

- Welche Daten sollen erhoben werden? Welche Quellen finden Betroffene relevant? Wie können Dokumente und Archivalien mit Betroffenen besprochen und kritisch diskutiert werden?
- Handelt es sich um eine qualitative Studie mit Interviews mit Betroffenen und gegebenenfalls weiteren Zeitzeug:innen? Oder um eine Dokumentenanalyse von Archivalien (zum Beispiel Personalakten oder Protokolle)? Oder um eine quantitative Erhebung? Oder werden unterschiedliche Methoden miteinander kombiniert?
- Werden Interviews mit Betroffenen geführt?
- Gibt es eine Mindestanzahl der zu beteiligenden Betroffenen?
- Welche Intensität an Betroffenenbeteiligung ist passend für diesen konkreten Aufarbeitungsbericht? Welche Betroffenen stehen zur Verfügung und bis zu welchem Grad können sie sich einbringen? Wie kann zwischen Befähigung und Überforderung abgewogen werden?
- Welche Rollen und Aufgaben können und wollen Betroffene übernehmen?
- Gibt es eine Rollenklärung bei Co-Forschenden?
- Können Betroffene als Co-Forschende gut mitarbeiten? Welche Kompetenzen sind bereits vorhanden? Kann eine Fortbildung Betroffene für Forschungsaufgaben qualifizieren? In welchem Teil des Forschungsprojektes können und wollen sie eingesetzt werden – als Peer-Interviewer:in oder als Teil der Auswertungsgruppe?
- Können für diesen konkreten Aufarbeitungsbericht Qualitätskriterien zur Einbindung von Betroffenen im Sinne einer partizipativen Forschung formuliert werden?
- Wie und wo werden die erhobenen Daten gesichert und archiviert? Darf mit diesen weitergearbeitet werden?

### 7.4.4 Standards zu Transparenz und Wissensweitergabe nach innen

Während des gemeinsamen Aufarbeitungsprozesses ist ein größtmögliches Maß an Transparenz gegenüber allen am Prozess Beteiligten herzustellen. Diese Aufgabe liegt in erster Linie in der Verantwortung der Institution. Sie sollte den Betroffenen und gegebenenfalls einer breiteren Öffentlichkeit bereits vorab Informationen über bisherige Schritte und Erkenntnisse zur Verfügung stellen, einschließlich vorhandener Veröffentlichungen.

Zur Prozessgestaltung gehört es auch, den Prozess zu dokumentieren und nachvollziehbar zu machen. Konkret müssen die Beteiligten absprechen, welche Informationen nach außen gehen und für welche es einen geschützten Raum braucht. Dies sollten Vertraulichkeitserklärungen aller Beteiligten absichern. (Ein Beispiel für eine solche Erklärung findet sich im Anhang.) Alles, was in einer internen Sitzung besprochen wird, wird vertraulich behandelt und nicht nach außen getragen. Doch auch diese Vertraulichkeit muss Grenzen haben: Beschwerden zum Beispiel bei grenzüberschreitendem Verhalten müssen immer möglich sein (siehe Abschn. 7.3.2.2. und 7.4.2.).

Deshalb muss es unterschiedliche Formen von Protokollen geben:

1. **Verlaufsprotokolle** von Arbeitssitzungen dienen dazu, die interne Transparenz für alle Prozessbeteiligten abzusichern. Sie bilden Diskussionen in gemeinsamen Treffen ab, zum Beispiel Sitzungen einer Aufarbeitungskommission. Damit auf diesen Treffen offen miteinander gesprochen werden kann, werden diese Protokolle nur intern den direkt Prozessbeteiligten zugänglich gemacht und nicht veröffentlicht. Die Teilnehmenden der Arbeitssitzung entscheiden, ob sie das Verlaufsprotokoll annehmen.
2. **Ergebnisprotokolle** hingegen sichern die Ergebnisse und machen sie für eine breitere Öffentlichkeit transparent. Hier sind Fragen der Rechtssicherheit und des Datenschutzes relevant und im Vorfeld zu klären, zum Beispiel wenn es um die Nennung von Namen von Tätern und Täterinnen oder Betroffenen geht. Es muss sichergestellt werden, dass Betroffene hier nicht haftbar gemacht werden können (Haftungsausschluss). Die Teilnehmenden der Arbeitssitzung entscheiden ebenfalls, ob sie das Ergebnisprotokoll annehmen.

Die Dokumentation des Prozesses durch Verlaufs- und Ergebnisprotokolle dient auch dazu, Wissen weiterzugeben. Daher sollen die Protokolle so zügig wie möglich fertiggestellt und verteilt werden. Protokolle zu verzögern oder gar nicht zu schreiben, kann bedeuten, ein Machtverhältnis auszunutzen. Dessen müssen sich alle Beteiligten bewusst sein. Neu dazukommende Personen – wie zum Beispiel neue Institutionsmitarbeitende oder zu späteren Zeitpunkten beteiligte Betroffene – müssen in den Aufarbeitungsprozess hineingeholt werden und auf die zentralen Wissensbestände zugreifen können.

Um Treffen vorzubereiten, hat es sich bewährt, schriftliche Vorlagen zu machen. Sie schaffen eine gemeinsame Diskussionsgrundlage.

**Fragen, die für den konkreten Aufarbeitungsprozess gemeinsam zu klären sind:**

- Wer schreibt die Protokolle?
- Wie werden die internen Verlaufsprotokolle zugänglich gemacht?
- Wo werden Ergebnisprotokolle veröffentlicht? Zugänglich sollten sie – gemäß der Absprachen – zumindest folgenden Personen sein: Mitgliedern des Betroffenennetzwerkes, Mitgliedern/ Mitarbeitenden der Institution und gegebenenfalls externen Beauftragten für Moderation oder Studien/ Gutachten. Wo werden ihnen Protokolle zur Verfügung gestellt?
- Welche Ergebnisse dürfen schon vor der Abstimmung über das Protokoll den Betroffenen zugänglich gemacht werden?
- Kann es ein Team geben – zusammengesetzt aus Vertreter:innen von Institutionen und Betroffenen –, das Sitzungen vorbereitet und eine schriftliche Vorlage für die Diskussion erstellt, um eine Grundlage für gemeinsame Treffen zu schaffen?

- Gibt es einen Prozess, um neue Beteiligte in Aufarbeitungsprozessen einzuarbeiten und zu integrieren? Wie wird der bisherige Arbeitsprozess für sie transparent gemacht?

### 7.4.5 Standards zur betroffenensensiblen Öffentlichkeitsarbeit

Wichtiger Teil der Zusammenarbeit mit Betroffenen ist es, gemeinsam zu erörtern, wie die Öffentlichkeit über den Aufarbeitungsprozess informiert wird, und entsprechende Vereinbarungen zu treffen. Dabei sollte gegebenenfalls das Team einbezogen werden, das mit einer Studie/ einem Gutachten beauftragt wird.

Die Information der Öffentlichkeit kann zu unterschiedlichen Zeitpunkten im Verlauf des Aufarbeitungsprozesses sinnvoll und notwendig sein. Sie verfolgt die grundsätzlichen Ziele (einzeln oder kombiniert):

- (weitere) Betroffene zu erreichen, um über den Prozess zu informieren und bei Bedarf (weitere) Mitwirkende zu gewinnen
- eine begrenzte Öffentlichkeit zu erreichen, die den Prozess kritisch begleitet, etwa Interessierte, Menschen aus dem Umfeld der Betroffenen oder der Institution
- eine breite Öffentlichkeit zu erreichen, um den gesamtgesellschaftlich erforderlichen Reflexionsprozess zu stärken und neue Informationen hineinzutragen
- (Zwischen-)Ergebnisse der Aufarbeitung sichtbar zu machen, zum Beispiel um über Orte, Täter(:innen), Täter(:innen)strategien und ihre Netzwerke aufzuklären

Die öffentliche Kommunikation umfasst sowohl die Kommunikationskanäle der Institution (Internetseiten, Soziale Medien, Newsletter) und der Betroffenen/ Netzwerke als auch die Berichterstattung durch externe Medien (Presse, Radio, Fernsehen, Onlinemedien).

Die öffentliche Kommunikation im Themenfeld sexuelle Gewalt gegen Kinder und Jugendliche und deren Aufarbeitung ist unabhängig von den Kommunikationskanälen herausfordernd und muss mit großer Sorgfalt abgewogen und betroffenensensibel umgesetzt werden. (Siehe dazu die Hinweise der UBSKM https://beauftragte-missbrauch.de/presse/betroffenensensible-berichterstattung/uebersicht-betroffenensensible-berichterstattung). Eine externe professionelle Beratung und/oder Begleitung für die Schritte der Öffentlichkeitsarbeit ist wichtig, um die Interessen der Betroffenen und die Interessen der Institution jeweils geltend zu machen. Bei Bedarf sollte ein gezieltes Medientraining für interessierte Prozessbeteiligte angeboten werden. Das kann alle Beteiligten auf die Öffentlichkeitsarbeit mit dieser herausfordernden Thematik vorbereiten.

Eine betroffenensensible Kommunikation in Wort und Bild ist zwingend. Sie orientiert sich an den Begriffen, auf die sich die Beteiligten im Aufarbeitungsprozess verständigt haben. (Beispielsweise, dass die Bezeichnung „Opfer“ nicht verwendet wird.) Klarnamen von Betroffenen dürfen nur mit expliziter, schriftlicher Zustimmung der betreffenden Personen genannt werden. Das gilt auch für das Veröffentlichen von Personenfotos oder Videoclips sowie Schilderungen von Erlebtem und weitere biografische Informationen.

Sollte eine Bebilderung von Beiträgen sinnvoll und notwendig sein, ist unbedingt auf Bilder zu verzichten, die Personen diskriminieren oder auf klischeehaften Darstellungen und falschen Annahmen im Themenfeld beruhen (Mythen/ False Facts). Auch bei der Bebilderung in externen Medien ist darauf hinzuwirken, etwa mit einem Hinweis auf den UBSKM-Bilderpool (https://beauftragte-missbrauch.de/presse/stockfotos-zum-themenfeld).

Es ist wichtig, Berichte zu veröffentlichen, die im Rahmen eines Aufarbeitungsprozesses entstehen. Hierbei muss unterschieden werden zwischen unabhängigen wissenschaftlichen Studien oder rechtlichen Gutachten und (Jahres-)Berichten der Institution selbst. In jedem Fall sind die Herausgebenden dafür verantwortlich, die Publikation mit den beteiligten Betroffenen abzustimmen.

Wenn eine Studie, ein Gutachten oder Bericht öffentlich vorgestellt wird, zum Beispiel auf einer Pressekonferenz, dann sollte die Beteiligung von mindestens zwei Betroffenen frühzeitig besprochen, entschieden und entsprechend vorbereitet werden. Falls Betroffene teilnehmen, ist ihnen auf Wunsch ein:e von der Institution finanzierte:r externe:r Expert:in zur Seite zu stellen, sowohl rund um die Pressegespräche als auch bei geplanten oder spontanen (Einzel-)Interviews.

Für die externe Kommunikation gilt in jedem Fall, dass nichts verwendet werden darf, das als interne Information gekennzeichnet ist, zum Beispiel Verlaufsprotokolle aus Sitzungen. Die Datenschutzvereinbarungen sind zu berücksichtigen.

**Fragen, die für den Aufarbeitungsprozess gemeinsam zu klären sind:**

- Öffentlichkeitsarbeit der Institution: Welche Abstimmungswege werden mit den beteiligten Betroffenen vereinbart?
- Öffentliche Kommunikation auf Social-Media-Plattformen: Welche Verabredungen werden für die jeweiligen (individuellen und institutionellen) Kanäle gemeinsam getroffen?
- Externe Medien: Wie wird mit Anfragen von Presse oder anderen Medien (Radio, Fernsehen, Online) verfahren? Wie wird die Freigabe von Zitaten abgestimmt? Wie wird die unabhängige professionelle Begleitung für Betroffene bei Interviews sichergestellt?
- Externe Medien: Wie wird vereinbart, auf welche Medien zu welchem Zeitpunkt aktiv zugegangen wird? Wie und durch wen erfolgt die Kontaktaufnahme?
- Wer prüft die Veröffentlichungen auf eine betroffenensensible Berichterstattung?
- Wer prüft die verwendeten Bilder und Fotos auf eine angemessene und betroffenensensible Bildsprache?
- Wie gehen wir mit der Nennung von Klarnamen von Täter(:innen) um?
- Können Pseudonymisierungen von Täter(:innen) für Betroffene unter Umständen rechtskonform offengelegt werden?

## 7.5 (K)ein Ende – das beständige Bemühen um Aufarbeitung

Aufbauend auf die in Kapitel zwei geschilderten Schritte in Aufarbeitungsprozessen und Aufarbeitungsstudien wirft Kapitel drei den Blick auf das (vorläufige) Ende: Wie werden Aufarbeitungsstudien abgeschlossen und veröffentlicht? Wie werden ihre Ergebnisse in ein kontinuierliches Bestreben um Aufarbeitung überführt? Wie können sie dazu beitragen, dass Aufarbeitung – und auch Prävention und Intervention – neu ausgerichtet werden?

Die Ergebnisse einer (wissenschaftlichen) oder rechtlichen Aufarbeitung zu präsentieren, zum Beispiel durch einen Abschlussbericht: Das ist ein bedeutender Schritt in einem fortdauernden institutionellen Aufarbeitungsprozess. Damit ist aber der Prozess der Aufarbeitung nicht abgeschlossen. Die Aufarbeitung tritt anschließend in eine neue Phase ein, die aktiv gestaltet werden muss. Ziel dieser Phase ist es, die Ergebnisse und Empfehlungen des bisherigen Prozesses wertzuschätzen und umzusetzen. Sie sollten ausgewertet und bearbeitet werden, um Organisation und Kultur einer Institution weiterzuentwickeln – im Sinne einer lernenden Organisation. Hierbei ist zu berücksichtigen, dass Mitarbeitende der Organisation auch mit schwierigen Gefühlen und Abwehr auf den Abschlussbericht reagieren können.

Die Expertise und Beteiligung der Betroffenen, insbesondere derer, die in die Untersuchung oder Aufarbeitung einbezogen waren, sind auch in dieser Phase unverzichtbar. Die Organisation muss sich mit ihnen dazu austauschen, welche weiteren Schritte nun gegangen werden sollen. Die Institution muss ebenfalls Strukturen bereitstellen, in denen sich Betroffene auch künftig vernetzen und sich gegebenenfalls weitere Betroffene melden können. Der Aufarbeitungsprozess muss unter Umständen wieder in Gang gesetzt werden, wenn neue Taten oder Täter und/oder Täterinnen bekannt werden.

Eine Erinnerungskultur zu schaffen, ist ebenfalls sinnvoll. Auch sollte evaluiert werden, wie die Betroffenen am Aufarbeitungsprozess beteiligt worden sind oder noch werden.

Es ist daher folgerichtig, eine Art Post-Aufarbeitungskonzept zu erstellen, also ein Konzept, wie die Institution mit den Ergebnissen des Aufarbeitungsberichtes umgehen möchte, welches die zuvor genannten Punkte berücksichtigt.

### 7.5.1 Ergebnisbericht veröffentlichen

Die Aufarbeitungsstudie sollte in einem öffentlichen Ergebnisbericht benennen, welches Unrecht und welche Gewalt begangen wurden, wer die Täter und Täterinnen waren und welche Strukturen und Personen dazu beigetragen haben, dass Kinder und Jugendliche nicht geschützt wurden. Die Autor:innen sollten Vorschläge machen, was die Institution strukturell, organisatorisch und kulturell in ihren Reihen ändern muss. Betroffene, die in die Untersuchung oder Aufarbeitung einbezogen wurden, sollten einen eigenen Berichtsteil erhalten, in dem sie den Aufarbeitungsprozess als solchen kommentieren und ein Resümee ziehen können.

Der Bericht sollte sich an die Institution, an Betroffene sowie an die interessierte Öffentlichkeit wenden. Hierzu ist es erforderlich, die Ergebnisse allgemein verständlich aufzubereiten und sie bekanntzumachen, zum Beispiel in Form einer Pressemeldung, durch Social Media, durch Informationen auf der Website, durch öffentliche und/oder institutionsinterne Veranstaltungen. Der gesamte Bericht sollte für alle kostenlos erhältlich sein (Open Access). Ebenso sollte klargestellt werden, wie die Aufarbeitung wieder aktiviert werden kann, falls sich weitere Betroffene melden.

### 7.5.2 Austausch von Betroffenen fördern

Die Mitarbeit von Betroffenen in einem Aufarbeitungsprozess trägt maßgeblich zu dessen Qualität bei. Sie bedeutet einen erheblichen Aufwand und oft eine hohe emotionale Belastung. Dies muss die Institution anerkennen. Sie muss die Mitarbeit von Betroffenen würdigen und einen Dank dafür aussprechen. Der fortwährende Austausch mit Betroffenen dient der Institution auch nach der Veröffentlichung des Berichtes, um gemeinsam die Ergebnisse auszuwerten, einzuordnen und Handlungsschritte zu entwickeln. Dieser Prozess sollte auch für weitere Betroffene und gegebenenfalls deren Angehörige geöffnet werden. Weiterhin ist es erforderlich, dass die Institution zusammen mit den am Prozess beteiligten Betroffenen ein Resümee zieht und evaluiert, wie aus der Sicht der Betroffenen, der Aufarbeiter:innen und der Institution der Aufarbeitungsprozess gelaufen ist. (Siehe hierzu auch Abschn. 7.5.6.)

Wenn die Betroffenen einen weiteren Austausch und eine Vernetzung untereinander wünschen, tut die Institution gut daran, diesen zu fördern und zu unterstützen. Sie sollte zum Beispiel Raummieten übernehmen, Mittel für externe Expert:innen für Vorträge bereitstellen und regelmäßige Austauschgruppen ermöglichen. Zudem muss eine (externe) Kontaktstelle geschaffen werden beziehungsweise erhalten bleiben, bei der sich weitere Betroffene melden können. Konkrete Informationen und Ansprechpersonen sollten prominent auf der Website der Institution veröffentlicht werden.

Für den Fall, dass der Aufarbeitungsprozess formal wieder aufgenommen wird, kann es sinnvoll sein, Kontakt zu den seinerzeit beteiligten Betroffenen herstellen zu können. Darum sollte mit diesen geklärt werden, ob Kontaktdaten durch unabhängige Aufarbeitende, eine andere unabhängige Stelle oder die Institution gespeichert werden dürfen und eine erneute Kontaktierung erlaubt ist.

### 7.5.3 Über Nachhaltigkeit informieren

Betroffene und die allgemeine Öffentlichkeit haben ein Recht zu erfahren, wie nachhaltig der Aufarbeitungsprozess wirkt. Darum sollte die Institution zu einem vorab definierten Zeitpunkt nach der Publikation des Abschlussberichts öffentlich mitteilen, was sie von den Empfehlungen umgesetzt hat und wie sie mit den dokumentierten Defiziten umgegangen ist. Das könnte sie beispielsweise ein bis zwei Jahre später deutlich sichtbar auf ihrer Homepage tun.

Darüber hinaus sollte sie auch in den darauffolgenden Jahren kontinuierlich öffentlich berichten, beispielsweise über Newsletter oder die eigene Website. Die Frequenz kann im Laufe der Zeit reduziert werden. Damit Betroffene hierzu Rückmeldung geben oder Fragen stellen können, ist es für die Organisation sinnvoll, eine Ansprechperson zu benennen.

Der Aufarbeitungsprozess und die Lehren daraus müssen Teil der Geschichte der Institution werden. Es gehört zum Qualitätsmanagement, dass die Leitung sie allen derzeitigen und zukünftigen Mitarbeitenden bekanntmacht. Diese Wissensvermittlung sollte auch Eingang in ein Schutzkonzept finden, ebenso wie in regelmäßige Fort- und Weiterbildung von Leitung und Mitarbeitenden sowie regelmäßige Besprechungen mit Dritten, die zur Institution gehören (etwa Schüler:innen und deren Eltern). Hierbei sollte die Betroffenenperspektive einbezogen werden.

### 7.5.4 Erinnerungskultur verankern

Mit einer Erinnerungskultur übernimmt die Institution Verantwortung für das Geschehene. So gehen Erfahrungen in das kollektive Gedächtnis der Institution ein und das Wissen um die Gewalt in der Institution wird bewahrt. Die Erinnerungsformen sollen dazu beitragen, die Vergangenheit zu verarbeiten und zugleich das Geschehene wachzuhalten. Erinnerungskultur hat das Potenzial, gesellschaftliche Wirkung zu entfalten, auch weil sich weitere Betroffene angesprochen fühlen könnten.

Die Form der Erinnerungskultur muss sich an den oftmals unterschiedlichen Bedürfnissen der Betroffenen orientieren und berücksichtigen, welche Form der Erinnerung sie individuell wünschen. Organisationen sollten konstruktiv und innovativ gemeinsam mit Betroffenen darüber nachdenken, welche Erinnerungsformen für die jeweilige Situation passend wären. Idealerweise sind das solche, die zu einer weiteren regelmäßigen Kommunikation anregen. Betroffene und die Institution sollten diskutieren, wie die Erinnerungskultur sich in die Kultur der Institution einpasst: Kann beispielsweise ein Gedenkort so platziert werden, dass dort regelmäßig Veranstaltungen stattfinden und Mitarbeitende und Öffentlichkeit sich so immer wieder mit dem Geschehenen auseinandersetzen?

Eine symbolische Geste der Anerkennung kann zum Beispiel die Ausrichtung einer öffentlichen Gedenkveranstaltung sein, bei der an die Gewalttaten und das Unrecht erinnert wird. Eine solche Veranstaltung kann dazu beitragen, dass das Handeln der Täter(:innen), das erlittene Unrecht und Leid der Betroffenen und das Wegschauen Dritter (Bystander) dokumentiert und erinnert werden. Verantwortliche der Institution müssen klar Stellung beziehen gegen das Versagen, Wegsehen und Nichthandeln sowie Verantwortung übernehmen. Dazu gehört auch, die Betroffenen im Namen der Institution um Entschuldigung zu bitten für das Unrecht und die Gewalt, die ihnen angetan wurden. Die Verantwortungsübernahme sollte auch die heutige persönliche Situation der Betroffenen einschließen und damit Schritte, die ihre Situation verbessern können – etwa Entschädigungs- oder Anerkennungsleistungen (siehe unten).

Auch die zuvor geschilderte Notwendigkeit, dass das Geschehene Teil der Geschichte der Institution und allen neuen Mitarbeitenden bekanntgemacht wird, ist Teil von Erinnerungskultur.

Aufarbeitung speist die Erinnerung, und Erinnerungsveranstaltungen mit Betroffenen können in die breitere Gesellschaft wirken. Die Gesellschaft als Ganzes wird dadurch beispielsweise für das Unrecht und Leid von Betroffenen sexuellen Kindesmissbrauchs sensibilisiert.

Weitere Beispiele für Erinnerungsformen sind Kunstwerke, Gedichte oder Bücher mit den Erfahrungen Betroffener sowie Mahnmale (zum Beispiel in Form einer Skulptur, die an einem öffentlichen Platz steht), bestimmte Gedenktage oder ein Schweigemarsch. Erinnerungsformen sollten möglichst vielfältig sein, um möglichst vielen Personen mit unterschiedlichen Bedürfnissen und Sichtweisen gerecht zu werden. Diese Erinnerungsformen könnten dann wiederum Anlass für Austauschformate in Aus- und Weiterbildungen sein, idealerweise unter Einbindung von Betroffenen. Auf der Website der Institution sollten das Geschehene und der Aufarbeitungsprozess dargestellt werden und Eingang finden in die Selbstbeschreibung der Institution.

Optimal für die Erinnerungskultur ist ein lebendiger Ort – gemeint ist damit, dass viele Menschen diesen Ort wahrnehmen und nutzen und dort Veranstaltungen stattfinden können wie Ausstellungen oder Fortbildungen.

Falls in der Vergangenheit Plätze, Straßen oder andere Orte nach Täter(:innen) benannt worden sind, kann es erforderlich sein, diese öffentlichen Orte umzubenennen und/oder mit entsprechenden Hinweistafeln auf die Missbrauchstaten zu versehen. Auch Initiativen zur Umbenennung solcher Straßen oder Plätze sind denkbar.

Zur Aufarbeitung gehören auch Entschädigungsfragen. Betroffene haben durch die Folgen sexualisierter Gewalt oftmals erhebliche psychische, körperliche, seelische und finanzielle Nachteile. Entschädigungsleistungen können einen Beitrag zu ihrer Unterstützung darstellen. Darüber sollte ein separates Gremium entscheiden, in dem auch Betroffene mitarbeiten.

### 7.5.5 Schutzkonzepte in Aufarbeitungsprozessen

Unter einem Schutzkonzept werden Maßnahmen verstanden, die sexualisierte Gewalt in einer Einrichtung verhindern und ein konkretes Vorgehen vorgeben, wenn es dennoch Übergriffe gibt. Für vertiefte Informationen sei auf die Website https://kein-raum-fuer-missbrauch.de/schutzkonzepte der UBSKM verwiesen.

Jede Institution sollte ein Schutzkonzept haben, da es in allen Institutionen zu sexuellen und anderen Übergriffen kommen kann. Insofern ist die Entwicklung eines Schutzkonzeptes primär getrennt von Aufarbeitung und einem konkreten Fall sexualisierter Gewalt zu sehen. Schutzkonzepte sollten nicht das Endergebnis einer Aufarbeitung sein, sondern sie sollten bereits zu Beginn eines Aufarbeitungsprozesses zumindest initiiert werden, denn die Institution ist auch dem Schutz der derzeitigen Klient:innen verpflichtet. Gleichzeitig darf die Entwicklung eines

Schutzkonzeptes nicht dazu verwendet werden, Aufarbeitung abzublocken mit dem Hinweis, man tue ja mit der Schutzkonzeptentwicklung bereits etwas zum Thema.

Aber auch für die Betroffenenbeteiligung in Aufarbeitungsprozessen ist ein spezifisches Schutzkonzept notwendig. Ziel des Konzeptes ist es hier, Betroffene im Prozess der Aufarbeitung zu unterstützen, ihnen gute Bedingungen der Mitarbeit zu schaffen, sie vor Kontakt mit Täter(:innen) zu schützen und bei Belastungen Hilfen zur Verfügung zu stellen. Wichtige Elemente sind auch hier ein Beschwerdesystem und Partizipation. (Siehe dazu Kap. 2.)

Was haben Schutzkonzepte nun mit Betroffenenbeteiligung bei Aufarbeitungsprozessen zu tun?

- Wenn eine Institution, die aufarbeiten will, bereits ein Schutzkonzept hat, kann dies bei Betroffene Vertrauen schaffen, weil sich die Institution dann bereits mit dem Schutz vor sexualisierter Gewalt auseinandersetzt. Das kann dazu führen, dass Betroffene ihren Fall der Institution melden, weil sie annehmen, dass mit ihnen und dem erlebten Unrecht angemessen umgangen wird.
- Die Ergebnisse eines Aufarbeitungsprozesses sollten im Sinne eines Lernens aus Fehlern dazu führen, dass Schutzkonzepte angepasst werden. Wenn es also nach einem Aufarbeitungsprozess einen Abschlussbericht gibt, ist es notwendig, dass die dort zusammengetragenen Erkenntnisse und Empfehlungen bei der Überarbeitung oder – falls es noch kein Schutzkonzept gibt – bei der Erstellung eines solchen berücksichtigt werden. Konkret kann dies beispielhaft heißen, sich anzuschauen, ...
  - ... welche institutionellen Strukturen und Aspekte der Organisationskultur die Gewalthandlungen begünstigt beziehungsweise nicht verhindert haben (Einstellungen, Fehlerkultur und andere),
  - ... wo Betroffenen nicht zugehört wurde, wo sie nicht ernstgenommen wurden oder keine Ansprechpartner:innen gefunden haben,
  - ... ob der Interventionsplan nach sexuellen Übergriffen funktioniert hat, mit besonderem Blick auf den Umgang mit Betroffenen,
  - ... ob die Betroffenen notwendige Hilfe und Unterstützung erfahren haben,
  - ... ob Mitarbeitende, die Probleme angesprochen haben, unterstützt worden sind,
  - ... was Mitarbeitende aus dem Geschehenen lernen können.

Abhängig von den Ergebnissen sollte an den Strukturen und der Haltung gearbeitet und konkrete Elemente verbessert werden, zum Beispiel der Interventionsplan oder das Beschwerdeverfahren. Für alle genannten Aspekte sollten Wissen und Erfahrungen von Betroffenen einfließen. Partizipation von Betroffenen muss auch hier ein Leitprinzip sein.

Nachfolgend zwei Beispiele zur Umsetzung:

- Zentraler erster Schritt einer Schutzkonzeptentwicklung ist eine Risikoanalyse, um Situationen zu erfassen, die Übergriffe begünstigen. Eine Risikoanalyse verfolgt systematisch zwei Fragen: Welche Bedingungen vor Ort könnten

Täter(:innen) ausnutzen? Und: Finden betroffene Kinder oder Jugendliche vor Ort Ansprechpersonen, die sensibilisiert sind und ihnen gute Gesprächsangebote machen, ihnen zuhören und helfen? Hier können Erkenntnisse eines Aufarbeitungsprozesses berücksichtigt werden, indem gemeinsam mit Betroffenen systematisch die Situationen angeschaut werden, in denen seinerzeit Übergriffen verübt wurden.
- Betroffene können auch in Fortbildungsmaßnahmen der Institution eingebunden werden. Ebenso können sich Betroffene als Expert:innen regelmäßig anschauen, wie ein Schutzkonzept weiterentwickelt worden ist und das Ergebnis mit der Institution diskutieren.

Um Schutzkonzepte zu überarbeiten und somit die Ergebnisse eines Aufarbeitungsprozesses zu berücksichtigen, müssen Institutionen Ressourcen bereitstellen. Diese Ressourcen sollten auch eine Betroffenenbeteiligung einschließen.

### 7.5.6 Betroffenenbeteiligung evaluieren

Aufarbeitungsprozesse sind im Nachgang zu evaluieren. Ziel sollte sein, gemeinsam zu reflektieren, was im Prozess gut gelaufen ist und was nicht, um im Sinne einer Fehlerkultur einen andauernden Lernprozess anzustoßen. Zu bewerten ist auch, ob die Betroffenen gut eingebunden und unterstützt wurden, ob sie ihre Meinung einbringen konnten, ob Konflikte gut moderiert wurden und wie sie in der Post-Aufarbeitungsphase weiter beteiligt wurden.

Auch der Evaluationsprozess ist eine Gelegenheit, Betroffenen zu danken, dass sie sich im Aufarbeitungsprozess mit ihrer Biografie geöffnet und mit ihrer Expertise beteiligt haben.

**Fragen, die gegen Ende eines Aufarbeitungsprozesses zu klären sind:**
- Wie soll zum (vorläufigen) Abschluss über den Aufarbeitungsprozess informiert werden? (Zum Beispiel mit einer Veranstaltung, Pressemeldung, Informationen auf Website, einem institutionsinternen Newsletter – hierbei sind die verschiedenen Zielgruppen der Information zu berücksichtigen.)
- Wie kann nachhaltig über die Wirkung des Aufarbeitungsprozesses informiert werden? (Zum Beispiel mit einem regelmäßigen Bericht im Jahresrhythmus und Informationen über das Schutzkonzept auf der Website.)
- Wie kann der Aufarbeitungsprozess wieder in Gang gesetzt werden, falls sich weitere Betroffene melden?
- Wie kann die Vernetzung von Betroffenen über das Ende des Aufarbeitungsprozesses hinaus gewährleistet werden?
- Wie soll Erinnerungskultur gestaltet werden? Welche Schritte sind für die Umsetzung des festgelegten Formates notwendig? (Zum Beispiel einen Raum buchen, eine Veranstaltung organisieren, eine Künstlerin beauftragen.)
- Wie können die Erkenntnisse aus dem Aufarbeitungsprozess in die (Weiter-) Entwicklung eines Schutzkonzeptes einfließen? (Zum Beispiel Verantwortliche

für das Schutzkonzept der Institution in den Aufarbeitungsprozess einbinden, Empfehlungen des Abschlussberichtes umsetzen.)
- Wie wird der Aufarbeitungsprozess im Nachgang evaluiert? (Format definieren, Ergebnisse verschriftlichen.)

## 7.6 Danksagung

Diese Publikation ist das Werk vieler.

Die drei Farben im Logo des Dialogprozesses stehen für die drei Gruppen, die an dem Prozess beteiligt waren: etwa 60 Menschen, die von sexualisierter Gewalt in Kindheit und Jugend im institutionellen Kontext betroffen sind, rund 60 Vertreter:innen von Institutionen, die bereits einen Aufarbeitungsprozess angestoßen haben und circa 25 unabhängige Expert:innen aus unterschiedlichen Disziplinen, die bereits Aufarbeitungsprozesse begleitet und Studien erarbeitet haben.

Ihnen allen gelten unser großer Dank und besonderer Respekt. Ihr Engagement, ihr Wissen, ihre Offenheit und ihre Diskussionsbereitschaft haben einen echten Dialog ermöglicht. Daraus sind zwischen 2023 und 2025 diese Standards der Betroffenenbeteiligung entstanden.

Das Team Dialogprozess hat den Rahmen für den Dialogprozess geschaffen und gewährleistet, dass alles „läuft". Das Team aufseiten der UBSKM-Strukturen, das sind ebenfalls sehr verschiedene Personen und Gruppen: Der Betroffenenrat – mit Karl Haucke, Ilka Katrin Kraugmann, Claas Löppmann und Angela Marquardt, die Unabhängige Kommission des Bundes zur Aufarbeitung sexuellen Kindesmissbrauchs – mit Julia Gebrande und Ulrike Hoffmann und der Arbeitsstab der UBSKM – mit Patricia Asare, Susanne Fasholz, Carla Gumbrecht, Claire Kersting, Rebekka Tesch und Heike Völger.

Die vier Präsenzsitzungen in Berlin waren so fruchtbar und konstruktiv, unter anderem weil Beate Hinrichs sie professionell und empathisch moderiert und weil Katharina Larondelle von N.I.N.A. e. V. sie psychologisch begleitet hat.

Die gesamte Logistik und die redaktionelle Arbeit waren nur möglich, weil Malte Täubrich von Dissens – Institut für Bildung und Forschung e. V. von Anfang an Teil des Dialogprozesses war und mitgewirkt hat.

Der Agentur familie redlich haben wir sowohl die Umsetzung der Website www.der-dialogprozess.de sowie die Veröffentlichung dieser Publikation als auch weitere Maßnahmen zur Verbreitung der Standards der Betroffenenbeteiligung zu verdanken.

Die Unabhängige Bundesbeauftragte gegen sexuellen Missbrauch von Kindern und Jugendlichen, Kerstin Claus, hat den Dialogprozess personell, ideell und finanziell ermöglicht und getragen.

Für all das: ein großes, herzliches Dankeschön!

## 7.7 Anhang

### 7.7.1 Starthilfe für Betroffene

An institutioneller Aufarbeitung sexualisierter Gewalt mitzuwirken, kann langwierig sein und stellt Betroffene vor große Herausforderungen. Es gibt keine Garantie, dass der Aufarbeitungsprozess gelingt. Umstände, Verfahren oder das Verhalten anderer Beteiligter können Betroffene retraumatisieren.

Jenseits der individuellen Aufarbeitung und vor einem institutionellen Aufarbeitungsprozess kann es daher hilfreich sein, sich mit den folgenden Fragen auseinanderzusetzen. Außerdem ist es zur Vorbereitung empfehlenswert, die **Standards der Betroffenenbeteiligung im Kontext institutioneller Aufarbeitung** vollständig zu lesen.

- Welche persönlichen Motive habe ich, mich an der institutionellen Aufarbeitung zu beteiligen?
- Benötige ich emotionale, seelische und/oder fachliche Unterstützung, privat und/oder professionell?
- Wenn ja, wie erhalte ich sie? Weiß ich, wen ich ansprechen kann? (siehe Hinweise unten)
- Bin ich mir im Klaren darüber, wovon ich während des Aufarbeitungsprozesses berichten und was ich wiederum keinesfalls erzählen möchte?
- Inwiefern ist mein Schutz vor der (ehemals) tatausführenden Person sichergestellt?
- Weiß ich, wie ich in Kontakt zu weiteren betroffenen Personen treten kann?
- Habe ich mir überlegt, ob ich gegebenenfalls für mediale Anfragen zur Verfügung stehe? (siehe hierzu https://beauftragte-missbrauch.de/fileadmin/user_upload/12_Tipps_fuer_den_Umgang_mit_Medienanfragen/12_Tipps_fuer_Betroffene_im_Umgang_mit_Medien.pdf)
- Gibt es Informationen zu den Rahmenbedingungen des Aufarbeitungsprozesses?
- (Inwieweit) Kann ich mitgestalten?
- Kann ich eigene Erwartungen und Bedingungen kommunizieren?
- Sind mir die Strukturen und die Zuständigkeiten innerhalb der Institution bekannt? Weiß ich, wie ich diese in Erfahrung bringen kann?
- Gibt es ein Beschwerdemanagement und eine entsprechende Stelle, die die Institution niedrigschwellig zugängig machen?

**Mögliche Ansprechstellen und Hilfeangebote:**

**Hilfe-Portal Sexueller Missbrauch** (Hilfeangebote wie Beratungsstellen, Notdienste, therapeutische und rechtliche Angebote): https://www.hilfe-portal-missbrauch.de/

**Aus unserer Sicht e. V.** (bundesweites unabhängiges Netzwerk von Betroffenen für Betroffene zur Vernetzung von Betroffenen aus allen Tatkontexten): https://aus-unserer-sicht.de/

### 7.7.2 Starthilfe für aufarbeitende Institutionen

Diese Starthilfe setzt voraus, zuvor die **Standards der Betroffenenbeteiligung im Kontext institutioneller Aufarbeitung** vollständig zu lesen, um jeden einzelnen Punkt nachvollziehen zu können. Die Berücksichtigung folgender Punkte trägt dazu bei, dass der Prozess gelingt.

| Anforderungen an einen Aufarbeitungsprozess | Wie umsetzen? |
|---|---|
| KOMMUNIKATION | |
| Vor dem eigentlichen Beginn eines Aufarbeitungsprozesses: Phase für gemeinsame Klärungs- und Verständigungsprozesse | |
| Vereinbarung eines Kommunikationsvertrages (siehe zum Beispiel „Rahmen und Regeln für einen wertschätzenden und respektvollen Umgang im Dialogprozess" im Dialogprozess) | |
| Ziele des Prozesses gemeinsam definieren und gegebenenfalls im Laufe des Prozesses anpassen | |
| Darstellung des Aufarbeitungprozesses auf der Website der Institution abstimmen | |

| Anforderungen an einen Aufarbeitungsprozess | Wie umsetzen? |
|---|---|
| **ANGEBOTE FÜR ALLE BETEILIGTEN** | |
| Begleitung/ Betreuung für Betroffene vor einem Erstkontakt mit der Institution<br>• Externe dritte Person, die in Gesprächen einen sicheren Rahmen schafft und hält, auch im Prozess selber | |
| Erforderliche Rahmenbedingungen:<br>• Finanzielle Aufwandsentschädigungen für beteiligte Betroffene<br>• Übernahme von Reisekosten und Versicherungen<br>• Gute IT-Infrastruktur, sichere Server und verschlüsselte Mailkommunikation institutionsseitig<br>• Neutrale Räume außerhalb der Institution<br>• Ermöglichen von externer Unterstützung (Supervision, Moderation, Beratung, Therapie und so weiter) | |

| **Anforderungen an einen Aufarbeitungsprozess** | **Wie umsetzen?** |
|---|---|
| Qualifizierung von institutionellen Mitarbeiter:innen zu den Themen sexualisierte Gewalt, betroffenensensible Sprache, Aufarbeitung | |
| Internes und externes Beschwerdemanagement für alle Beteiligten | |
| Angebot von Evaluation, Qualitätssicherung und Feedbackmöglichkeiten | |
| Formen der Betroffenenselbstorganisation ermöglichen | |
| **ZUSAMMENSETZUNG DES GREMIUMS** | |
| Eine Parität in Gremien ist anzustreben: Betroffene sollen nicht alleine oder in großer Unterzahl mit Institutionsvertreter:innen arbeiten | |

| Anforderungen an einen Aufarbeitungsprozess | Wie umsetzen? |
| --- | --- |
| Transparenz zur Frage, wer seitens der Institution mitwirkt<br>• Betroffene müssen sich darauf verlassen können, vor Täter:innen geschützt zu sein | |
| In der Institution soll es eine zentrale Ansprechperson für Betroffene geben | |
| **ARBEITSSTRUKTUR** | |
| Rollenklarheit aller Beteiligten, inklusive der externen Aufarbeiter:innen | |
| Verständigung und Klarheit über die Strukturierung der Aufgaben | |
| Verständigung über Arbeitsformate | |

| **Anforderungen an einen Aufarbeitungsprozess** | **Wie umsetzen?** |
|---|---|
| Schriftliche Vereinbarung/ Vertrag zu Beginn des Prozesses unter anderem zu<br>• Rolle der jeweiligen Beteiligten<br>• Ziel und Ablauf der Aufarbeitung<br>• Rahmenbedingungen<br>• Höhe des Budgets<br>Gemeinsam erarbeitet zwischen Institution, Betroffenen und externen Aufarbeitenden | |
| Exitstrategien und Wiedereinstiegsstrategien für alle Betroffenen | |
| **RECHTLICHE ANFORDERUNGEN** | |
| Datenschutz: Alle Beteiligten müssen ihre Rechte kennen und wissen, wie sie diese einfordern können<br>• Welche Daten dürfen Institutionen haben, welche haben sie gegebenenfalls widerrechtlich erhalten und müssen diese löschen? | |

| **Anforderungen an einen Aufarbeitungsprozess** | **Wie umsetzen?** |
|---|---|
| Für wen ist die Institution vertretungsberechtigt (Dachverband)? | |
| Erhalten die beteiligten Betroffenen Zugang zu Archiven? | |

### 7.7.3 Bausteine einer Vereinbarung zwischen Institution und Betroffenen

***Anmerkung:*** *Der Begriff „Aufarbeitungskommission" wird hier beispielhaft verwendet. Es können auch andere Gremien sein oder andere Bezeichnungen benutzt werden.*

**BAUSTEINE EINER VEREINBARUNG** *(ohne Anspruch auf Vollständigkeit!)*

zwischen

*Institution*

und

*Vorname, Nachname*

Kurzer **Einleitungstext**: Kontext, Hintergrund, Akteur:innen, ...

§1 **AUFTRAG UND ZIELE**

(1) Konkreter Auftrag der Aufarbeitungskommission

(2) Konkrete Ziele der Aufarbeitungskommission

(3) Kontinuierliche Betroffenenbeteiligung

## §2 ZUSAMMENSETZUNG UND AUSWAHL

(1) Zusammensetzung der Aufarbeitungskommission

(2) Kriterien für die Auswahl der Mitglieder *(**Anmerkung**: Es ist essentiell, an dieser Stelle die freiheitlich demokratische Grundordnung zu nennen, um Personen mit menschen- und verfassungsfeindlicher Gesinnung auszuschließen)*

(3) Prozedere des Aufrufs

(4) Auswahlgremium und -verfahren

(5) Verfahren im Konfliktfall

(6) Ausschluss von Mitgliedern

## §3 ARBEITSWEISE

(1) Unabhängigkeit der Aufarbeitungskommission (nicht weisungsgebunden)

(2) Gewährleistung der finanziellen und personellen Ressourcen für Verwaltung und Organisation des Aufarbeitungsprozesses

(3) Finanzierung einer Supervision und gegebenenfalls Mediation während des Prozesses

(4) Zeitlicher Aufwand

## §4 VERTRAULICHKEIT UND DATENSCHUTZ

(1) Vertraulichkeit

(2) Persönlichkeitsrechte

(3) Datenschutz (kein Zugriff unberechtigter Personen)

(4) Nutzung der Daten und Informationen

(5) Akteneinsichtsrechte

(6) Vernetzung der beteiligten Betroffenen

## § 5 VERÖFFENTLICHUNG DER ERGEBNISSE

(1) Informationen, (Zwischen-)Ergebnisse auf der Website

(2) Veröffentlichung des Berichts der Aufarbeitungskommission

(3) Personenbezogene Informationen anonymisiert oder pseudonymisiert

## § 6 PRESSE- UND ÖFFENTLICHKEITSARBEIT

(1) Regelungen zur Presse- und Öffentlichkeitsarbeit der Aufarbeitungskommission

## § 7 HONORAR/ AUFWANDSENTSCHÄDIGUNG

(1) Höhe des Honorars/ der Aufwandsentschädigung

(2) Fälligkeit

(3) Übernahme der Reise- und Übernachtungskosten

(4) Versicherung und Haftungsfreistellung der Mitglieder

## § 8 DAUER DER BEAUFTRAGUNG

(1) Dauer der Beauftragung

(2) Mögliche Verlängerung

(3) Kündigung

____________________ ____________________

Ort, Datum Ort, Datum

____________________ ____________________

Unterschrift Mitglied der Aufarbeitungskommission Unterschrift Vertreter:in Institution

**MERKBLATT ZUR VERPFLICHTUNG ZUR VERTRAULICHKEIT NACH DER DSGVO**

**1. Zweck dieses Merkblatts**

Damit Sie bei Ihrer Arbeit mit personenbezogenen Daten sicher und datenschutzkonform handeln können, erhalten Sie dieses Merkblatt. Es informiert Sie über Ihre Pflichten nach der Datenschutz-Grundverordnung (DSGVO) und enthält die verbindliche Verpflichtung zur Vertraulichkeit.

**2. Was sind personenbezogene Daten?**

Personenbezogene Daten sind alle Informationen, die sich auf eine identifizierte oder identifizierbare Person beziehen, zum Beispiel:

- Name, Adresse, Telefonnummer
- E-Mail-Adresse
- Akteneinträge/ biographische Daten
- Gesundheitsdaten
- Kontodaten

**3. Ihre Pflichten**

Sie verpflichten sich, folgende Grundsätze einzuhalten:

(1) **Vertraulichkeit**: Daten dürfen weder unbefugt eingesehen noch weitergegeben werden.

(2) **Zweckbindung**: Daten nur für den vorgesehenen Zweck nutzen.

(3) **Datenminimierung**: Nur notwendige Daten verarbeiten.

(4) **Datensicherheit**: Schutz der Daten durch technische und organisatorische Maßnahmen.

(5) **Meldung** von Vorfällen: Unverzügliche Mitteilung bei Datenschutzverstößen.

**4. Was ist untersagt?**

- Weitergabe an unbefugte Personen
- Nutzung für private oder unautorisierte Zwecke
- Kopieren, Fotografieren oder Veröffentlichen personenbezogener Daten

- Speicherung in unautorisierten Cloud-Diensten

### 5. Dauer der Verpflichtung

Die Verpflichtung zur Vertraulichkeit besteht auch nach Beendigung Ihres Vertragsverhältnisses fort.

### 6. Konkrete Folgen bei Verstößen

Verletzungen der DSGVO oder dieser Verpflichtung können schwerwiegende Folgen haben, insbesondere:

- Abmahnung oder Kündigung des Arbeitsverhältnisses
- Schadensersatzforderungen durch betroffene Personen
- Geldbußen durch Aufsichtsbehörden gemäß Art. 83 DSGVO
- Strafrechtliche Konsequenzen nach § 42 BDSG (Bundesdatenschutzgesetz)

Bitte bestätigen Sie mit Ihrer Unterschrift, dass Sie dieses Merkblatt gelesen, verstanden und akzeptiert haben.

________________________ ________________________

**Ort, Datum** **Name der/des Verpflichteten** (in Druckschrift)

________________________

**Unterschrift**

**VERPFLICHTUNGSERKLÄRUNG**

- Ich verpflichte mich zur Wahrung und Einhaltung der Vertraulichkeit.
- Ich werde zu keinem Zeitpunkt über diese personenbezogenen Daten Dritten gegenüber Auskunft erteilen, sofern hierzu nicht kraft Gesetzes oder aus sonstigen Gründen eine entsprechende Verpflichtung besteht.

- Personenbezogene Daten werde ich nur im Einklang mit den datenschutzrechtlichen Grundsätzen verarbeiten. Hierzu zählen vor allem die Wahrung der Vertraulichkeit und die Rechtmäßigkeit der Verarbeitung.

______________________ ______________________________

**Ort, Datum** **Unterschrift der/des Verpflichteten**

### 7.7.4 Rahmen und Regeln für einen wertschätzenden und respektvollen Umgang im Dialogprozess

**Gelingensbedingungen für den gemeinsamen Dialogprozess**
Unser gemeinsames Anliegen ist die Entwicklung von Standards der Betroffenenbeteiligung in institutionellen Aufarbeitungsprozessen.

Wir sind der Überzeugung, dass diese Aufgabe am besten gelingen kann, wenn alle Beteiligten an institutioneller Aufarbeitung miteinander sprechen und ihre Perspektiven, Erfahrungen und Ideen zusammenbringen.

Unsere gemeinsame Arbeit ist deshalb als Dialogprozess angelegt, in dem sich die Teilnehmenden mit Respekt und auf Augenhöhe begegnen und miteinander arbeiten sollen.

Wir verstehen den Dialogprozess auch als Lernraum. Hierin kann es notwendig werden, Überzeugungen, Glaubenssätze und Blickwinkel zu hinterfragen und zu verändern. Voneinander lernen, bedeutet auch, die Sichtweisen anderer anzuhören und ernst zu nehmen.

Die Vielfalt und Verschiedenheit der Beteiligten am Dialogprozess begreifen wir als Chance wie auch als Gewinn hinsichtlich unserer Zielsetzung.

Uns ist zugleich bewusst, dass hierbei Menschen mit unterschiedlichsten Erfahrungshintergründen und Erwartungen zusammentreffen, sodass die gemeinsamen Arbeitsphasen auch von anspruchsvollen und herausfordernden Situationen begleitet sein können. Wir gehen davon aus, dass es für eine konstruktive Arbeitsatmosphäre, in der sich alle sicher und wohl fühlen können, die Mitarbeit, Verbindlichkeit und Verantwortungsbereitschaft aller Beteiligten braucht.

In diesem Sinne möchten wir folgenden Rahmen für eine respektvolle Kommunikation und einen wertschätzenden Umgang miteinander zugrunde legen:

1. Wir behandeln persönliche Erzählungen und Mitteilungen Einzelner absolut vertraulich und belassen diese ausschließlich in der Gruppe der Teilnehmenden.
2. Wir achten auf unsere persönlichen Grenzen und unser Wohlbefinden. Es ist jederzeit möglich, Pausen zu nehmen und gut für sich zu sorgen.
3. Wir respektieren zugleich die Integrität und persönlichen Grenzen der anderen. Eigene Wortbeiträge formulieren wir in einer gewaltfreien Sprache und unterlassen jedwede Form der Grenzverletzung durch unser Reden und Handeln.

4. Wir machen uns bewusst, dass Missverständnisse und Fehler zu einem Dialog dazugehören und Konflikte entstehen können. Für den Fall, dass eine unserer Äußerungen für eine andere Person, auch ohne unsere Absicht, verletzend oder provokant war, übernehmen wir Verantwortung. Wir sind bereit, die Wirkung unserer Aussage auf unser Gegenüber nachzuvollziehen und eine Klärung füreinander zu ermöglichen.
5. Wir gehen zugleich davon aus, dass hinter einer verletzenden oder provokativen Aussage uns gegenüber in der Regel keine destruktive Absicht steckt, sondern gute Gründe liegen können. Aus dieser Haltung heraus hören wir unser Gegenüber wohlwollend an und sind aufrichtig bereit zu verstehen und die eigenen Perspektiven zu erweitern.
6. Gefühle sind willkommen. Unter Wahrung der Grenzen anderer erkennen wir emotionale Ausdrucksweisen oder Reaktionen auf Aussagen und Verhaltensweisen anderer als ehrliche Formen der Kommunikation an.

**Konkrete Regeln der Kommunikation und des miteinander Arbeitens**

1. Wir stellen uns verbindlich auf die zeitlichen und organisatorischen Arbeitsabläufe ein und erscheinen pünktlich.
2. Wortmeldungen signalisieren wir per Handzeichen.
3. Wir hören einander zu und lassen uns ausreden.
4. Wir sprechen möglichst in Ich-Form und halten eigene Beiträge so kurz, dass alle zu Wort kommen können.
5. Wir sind offen für kritisches Feedback in der Sache und hören uns dieses an.
6. Wir formulieren Kritik möglichst konkret, zeitnah und allein auf die betreffende, aktuelle Situation bezogen.
7. Wir verzichten ausnahmslos auf das Anfertigen von Bild- und Tonaufnahmen.
8. Im Falle von akuten Problemen, Störungen und nicht respektvollem und wertschätzendem Verhalten gegenüber Einzelnen kann jede Person dies anzeigen, indem sie die „Signalkarte“ hebt. Diese befindet sich auf jedem Sitzplatz.

Sollten Teilnehmende durch ihr Verhalten den Rahmen und die Regeln verletzen, sind Personen aus dem Team Dialogprozess berechtigt, dies in geeigneter Form zu adressieren. Sie sind für alle gut erkennbar und jederzeit ansprechbar.

### 7.7.5 Zeitplan Dialogprozess

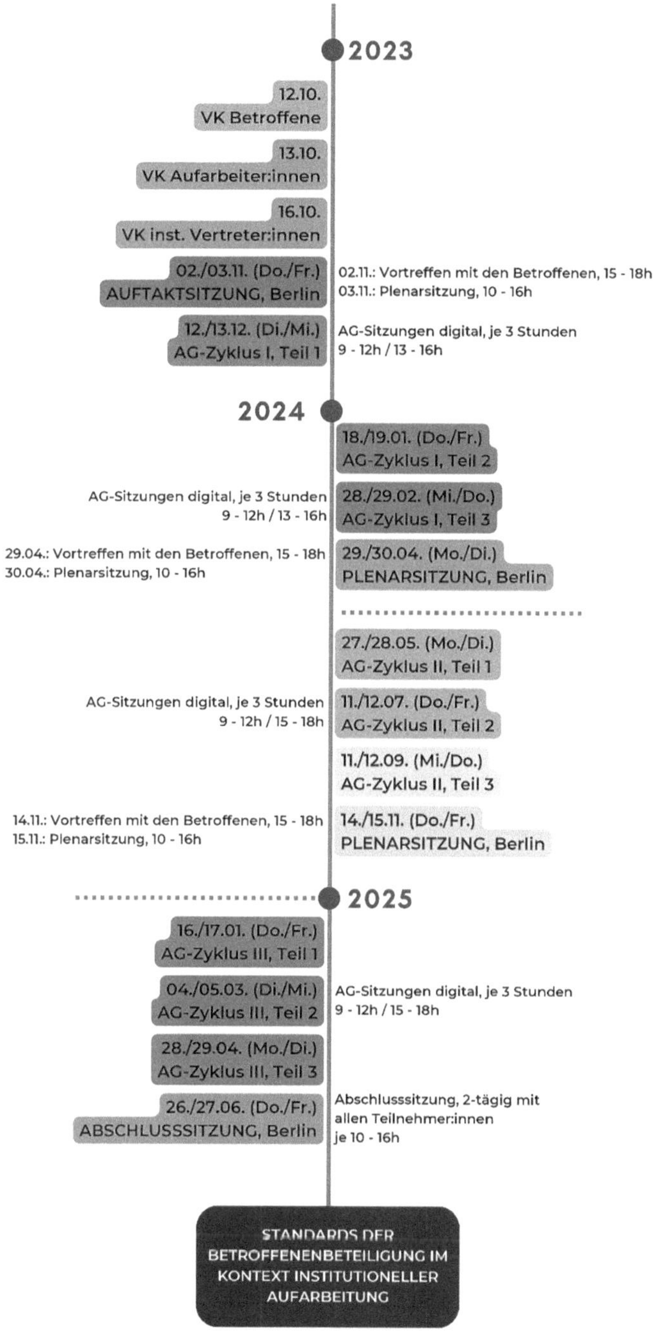

FSC
www.fsc.org
MIX
Papier | Fördert
gute Waldnutzung
FSC® C083411

Kolibri 360 GmbH
Ferdinand-Jühlke-Straße 7
99095 Erfurt, Deutschland
produktsicherheit@kolibri360.de